AUTISMUS VERSTEHEN

10 PRINZIPIEN FÜR EIN BESSERES LEBEN

Hilfsmittel und Tipps für den Alltag bei Autismus, Zwängen, Beziehungen und mehr

Brücken bauen zwischen den Welten durch Wissenschaft und Praxis

TOM HARRENDORF & DIPL. PSYCH. MELANIE MATZIES-KÖHLER

Bibliografische Information der Deutschen Nationalbibliothek.

Die Deutsche Nationalbibliothek verzeichnet diese Publikation in der Deutschen Nationalbibliografie; detaillierte bibliografische Daten sind
im Internet über http://dnb.dnb.de abrufbar.

Für Fragen und Anregungen:
info@eulogiaverlag.de

ISBN Softcover: 978-3-96967-482-6
ISBN eBook: 978-3-96967-483-3

Originale Erstausgabe 2024

Eulogia Verlags GmbH
Gerhofstraße 1–3
20354 Hamburg

Lektorat: Sandra Pichler
Satz und Layout: Tomasz Dębowski
Covergestaltung: Aleksandar Petrović, unter Verwendung von © fran_kie/Shutterstock

AUTISMUS VERSTEHEN

10 PRINZIPIEN FÜR EIN BESSERES LEBEN

Hilfsmittel und Tipps für den Alltag bei Autismus, Zwängen, Beziehungen und mehr

Brücken bauen zwischen den Welten durch Wissenschaft und Praxis

EULOGIA
VERLAG

Inhaltsverzeichnis

Tom widmet dieses Buch V., ohne die dieses Projekt
so nicht möglich gewesen wäre. Tom dankt allen Menschen,
die ihn auf seinem persönlichen Lebensweg sehr
unterstützt haben. Dazu zählen neben seiner Freundin V.
insbesondere Monika von der Angehörigenhilfe
für Suchtkranke (du machst eine ausgezeichnete Arbeit!),
Michél, Sophia, Simon und natürlich Ronnie.

Melanie Matzies-Köhler dankt hiermit ihren Eltern,
ohne deren unermüdliche Unterstützung und Optimismus
sie gerade zu Beginn ihrer Laufbahn so einiges nicht geschafft hätte.
Dank geht auch an Helena und Marlene: Ihr seid zauberhaft!

Die folgende Lebensgeschichte wurde
von Melanie Matzies-Köhler zusammengetragen
und von Tom Harrendorf mit seinen persönlichen
Innenansichten ergänzt.

Wie Pinocchio zum Menschen wurde

Tom Harrendorf wurde am 02.05.1987 in Braunschweig zeitgerecht und mit einem Gewicht von 2200 Gramm geboren. Seine ersten Erfahrungen mit der Welt sammelte er im Brutkasten.

Bis er sich seiner Umwelt bewusst wurde, vergingen viele Jahre. Erst mit siebzehn Jahren sollte der Jugendliche verstehen, dass Menschen über Mimik und Gestik miteinander kommunizieren. Er hielt das für einen schlechten Witz. Für Tom galt nur das, was sein analytischer Verstand unaufhaltsam konstruierte. Menschliche Mimik und Gestik gehörten definitiv nicht zu den wichtigen Dingen, die er registriert oder jemals reflektiert hatte. Seine Welt war die Welt der Philosophie, die Welt der Gedanken, Ideen und Worte. Den Menschen nahm er als determinierten Materieautomaten wahr, gleich einem Kieselstein, einer Schreibmaschine, die wie ein Hohlkörper Laute von sich gibt und deren Gehirn Eiweiße und chemische Stoffe von einem Ort zum anderen verschiebt. Der Mensch war seiner Auffassung nach wertlos, genauso wie das Leben selbst. Das Sein war schlecht.

Wir erzählen die Geschichte eines Mannes, der die tiefsten und dunkelsten Gefilde der menschlichen Existenz gesehen, durchlebt und überwunden hat; der über sich hinausgewachsen ist und allen Widrigkeiten zum Trotz die menschliche Mimik, deren Leichtigkeit und Freude sowie das Licht des zwischenmenschlichen Miteinanders entschlüsselte und in sein Wesen eindringen ließ. Der Materieautomat wurde lebendig. Der hölzerne Pinocchio begab sich auf die Suche nach seiner Menschlichkeit, nach Freundschaft und Liebe.

Im Jahr 2018 begann Tom alias „Weltseele“ auf YouTube über seinen Autismus zu reden. Vor schwarzem Hintergrund, ohne Beleuchtung, meist in ebenso schwarzen T-Shirts, referierte der junge Mann erstmalig im Schnitt dreißig Minuten über seine Themen, wobei er Detail- und Faktengenauigkeit demonstrierte und mit persönlicher Offenheit und

Authentizität beeindruckte. Die „Weltseele“ berichtete schon früh von ihren Zielen: Menschen verbinden und positive Entwicklung ermöglichen. Der YouTube-Kanal belegte dabei in „Echtzeit“, wie auch der persönliche Weg des Tom Harrendorf verlief. Die Community nahm den Kanal sofort wohlwollend auf; war nun endlich jemand da, der ihnen tatsächlich aus der Seele sprach.

Im Jahr 2020 begann Tom mit seiner beruflichen Aufklärungsarbeit zum Thema Autismus-Spektrum. Selbst mehrfach diagnostizierter Autist, wollte er über Vorurteile, wissenschaftliche Erkenntnisse und vor allem eigene Erfahrungswerte hinsichtlich der Überwindung Autismus-spezifischer Symptome berichten und Menschen inspirieren. In diversen Medien, darunter die eigene Internetseite www.Autismus-Spektrum.info, in Podcasts oder Zeitungsartikeln demonstriert Tom Harrendorf eine detaillierte, fundierte Kenntnis seiner Materie. Was ihn dabei zweifelsohne auszeichnet, sind seine Offenheit und seine Authentizität.

Tom zählt aktuell zu den erfolgreichsten Beratern im Autismus-Bereich und leistet darüber hinaus erfolgreiche Öffentlichkeitsarbeit, ist an der klinischen Forschung beteiligt und macht eine Ausbildung zum Heilerziehungspfleger. Auch privat hat er einen breiten Freundeskreis und führt eine glückliche Beziehung. Tom ist ins Licht gelangt, hat seinen persönlichen Erfolgsweg beschritten und das, obwohl er von „ganz unten“ gekommen ist. Er sagt, er habe sich am Schopf aus der tiefsten Dunkelheit gezogen und fühle sich heutzutage, als habe er die Diagnose Autismus „überwunden“. Pinocchio ist lebendig geworden.

Mit dieser Aussage erntet er viel Kritik, da Autismus als neurologische Entwicklungsstörung gilt, die ein Leben lang fortbesteht. Aber was genau meint Tom, wenn er davon redet, Autismus „überwunden“ zu haben? Wie empfindet und beurteilt er diese eigene Entwicklung vor dem Hintergrund seiner philosophischen Weltanschauungen und psychologischen Kenntnisse?

Dieses Buch schreibt die bisherige Lebensgeschichte des Tom Harrendorf, beleuchtet ihn tiefergehend, als es ihm in seinen öffentlichen Auftritten möglich ist, und rückt das eine oder andere Vorurteil zum Thema Autismus, persönliche Entwicklung und Medienpräsenz zurecht; erweitert es um das Wissen eines feinfühligen, tiefgründigen

Menschen, dessen erstes Ziel die Verbesserung der persönlichen Lebensumstände eines jeden Menschen ist.

Dies ist ein Buch für Betroffene, Fachleute und Interessierte, das die Debatte um das Thema Autismus neu anstoßen soll. Es ist außerdem eine Liebeserklärung an das Leben – ein Leben, das Tom ursprünglich gar nicht haben wollte.

Kindheit

Der Brutkasten

Toms Mutter Elke wurde 1956 in Emden in Ostfriesland geboren und wuchs einige Kilometer entfernt in einem kleinen Dorf in bescheidenen Verhältnissen auf. Sie lebte mit ihren Eltern und insgesamt drei weiteren Geschwistern, zwei Schwestern und einem Bruder, in einem Haus mit großem Grundstück, auf dem auch ihr Großonkel wohnte. Die Familie hatte einen üppigen Garten samt riesiger Nutzfläche, und das Grundstück lag an einem Kanal, der tief genug war, um darin Boote fahren zu lassen. Im Winter konnte Elke mit ihren Schlittschuhen von dort aus bis in den Nachbarort gleiten. Sie war ein artiges, zartes Kind, folgsam und genügsam.

Obwohl das Grundstück reich an Fläche und Naturvorkommen war, gab es in den ersten Lebensjahren in dem Wohnhaus kein Badezimmer, keine richtige Toilette, keine Heizung und nur eine Handpumpe in der Küche. Ein kleiner Boiler in der Küche war einige Zeit später die erste komfortable Errungenschaft. Elkes Eltern waren Kinder ihrer Zeit, streng, traditionell und gegen alles „Neuartige", wie zum Beispiel die amerikanische Musik der Schwarzen oder People of Color.

In Ostfriesland wurden zu der damaligen Zeit viele gesellige Feste gefeiert, zum Beispiel das jährliche Schützenfest. Alkohol war allgegenwärtig. Als Kind fiel Elke daher der regelmäßige Alkoholgenuss ihrer Mutter nicht weiter auf. Die Mutter war an den Tagen, die den vielen Feierlichkeiten folgten, häufig nicht ansprechbar und verblieb mit Kopfschmerzen im Bett. Elke brachte das als Kind nicht mit Alkoholismus in Verbindung, es wirkte sich nur dadurch aus, dass Elkes Mutter keine Gäste in ihrem Haus haben wollte, und das Mädchen dadurch viel Zeit mit sich allein verbrachte. Sie spielte im Garten, pflanzte Blumen oder suchte Tierspuren im Erdboden. Manchmal sehnte sie sich nach Freundinnen, aber sie konnte sich auch gut mit sich selbst beschäftigen.

Als Elke dreizehn Jahre alt war, begann die Phase der Umzüge. Die Familie zog mehrmals um, bis sie am Ende in großräumigen Mietwohnungen in Hessen verblieb. Dort zeigte sich der Alkoholkonsum ihrer Mutter zunehmend stärker, die am Ende ihres Lebens dadurch schwere körperliche Erkrankungen erlitt. Elke zog im Alter von nur sechszehn Jahren, um Distanz zu den Eltern zu gewinnen, nach Ostfriesland zurück und wurde wenig später Krankenschwester.

Als junge Frau geriet Elke dort in eine langjährige Beziehung zu einem Mann, der ebenfalls ein starkes Alkoholproblem hatte – eine Beziehung, die so toxisch war, dass am Ende nur eine radikale Trennung in Betracht kam. Elke bereitete diese akribisch vor und zog mit der Hilfe ihres Bruders heimlich aus dem gemeinsamen Haus aus, da der Lebenspartner ihr mit körperlicher Gewalt gedroht hatte und die Situation sich zunehmend zuspitzte. Vorab hatte Elke sich bereits beruflich in Braunschweig beworben, um sicherzugehen, dass sie nach der Trennung weit weg einen Neuanfang wagen konnte und nicht ohne Perspektive war. Sie wohnte so lange übergangsweise bei ihren Eltern, bis sie die Zusage hatte, in Braunschweig arbeiten zu können. Dies geschah dann 1982, als sie eine Anstellung als Krankenschwester in einem Krankenhaus erhielt.

In diesem Krankenhaus traf die sehr zierliche, kleine und kurzhaarige Elke auf den Kriegsdienstverweigerer Ralf, der auf ihrer Station arbeitete. Sie war von seinen braunen Augen und den schlanken Klavierfingern fasziniert. Ralf war dunkelhaarig, schmal, nicht viel größer als Elke, eloquent, schrieb Gedichte und liebte Bücher. Er eröffnete ihr eine völlig neue Welt und diskutierte über Philosophie und Politik. Eine solche Weltoffenheit hatte sie bis dahin noch nicht gekannt. Fortan besuchte Ralf sie häufig in dem Schwesternwohnheim, in dem sie damals noch lebte. Als die Besuche publik wurden, teilte man die beiden in verschiedene Früh- und Spätschichten ein. Das führte dazu, dass sie zusammenzogen, um einander weiter nah sein zu können.

Toms Vater Ralf wurde 1959 in Braunschweig geboren und wuchs in behüteten kleinbürgerlichen Verhältnissen auf. Sein Vater war Ausbilder bei Siemens. Ralfs Leben verlief unspektakulär, von einigen Eklats in Folge seines Schülervertretungsengagements mal abgesehen. Einmal schaffte er es damit sogar in die Zeitung, bei dem Versuch, den Rektor zu stürzen. Ralf machte kurz nach seinem Abitur eine Ausbildung zum Buchhändler, denn von jeher liebte er Literatur und Musik. Bevor er sich jedoch eine feste Existenz als Buchhändler aufbauen konnte, leistete er seinen Zivildienst und lernte Elke kennen. Ralf und Elke heirateten, vier Jahre nachdem sie zusammengezogen waren. Das war 1986.

Bereits ein Jahr später bekamen sie einen gemeinsamen Sohn namens Tom. Tom Harrendorf kam eine Woche vor seinem errechneten Geburtstermin zur Welt. Am 02.05.1987, kurz nach Mitternacht, und mit nur 2200 Gramm Gewicht. Die Wehen hatten bei Elke nach einer zunächst unproblematischen Schwangerschaft drei Monate zu früh eingesetzt. Sie hatte starke Bauchschmerzen, erkannte diese aber nicht als Wehentätigkeit. Im Nachhinein erfuhr sie von ihrer Hebamme, dass die Plazenta zu diesem Zeitpunkt bereits verkalkt und abgestorben war, weshalb sie das Baby nicht mehr ausreichend ernähren konnte. Tom blieb deshalb noch im Mutterleib in seiner Entwicklung stehen. Er verbrachte die erste Zeit seines Lebens in einem Brutkasten, wo er sich die Magensonde immer wieder selbst entfernte. Im Wechsel mit ihrem Mann fütterte Elke das noch schwache Baby alle zwei bis drei Stunden mit einem Fläschchen. Trotzdem wollte Tom nicht gedeihen, ganz so, als hätte er sich schon früh gegen das Leben auf dieser Welt entschieden. Ein Protest, den er in späteren Jahren mehr als nur einmal lautstark wiederholen sollte. Das Leben im Brutkasten blieb für den heute Erwachsenen stets eine Art Synonym. Ein Synonym für die Abgetrenntheit, die er zur Welt und zu anderen empfinden sollte. Ein Synonym für seinen Autismus.

Als man Tom schließlich mit seiner Mutter nach Hause schickte, gedieh er zur Erleichterung aller prächtig. Er erreichte binnen kurzer Zeit ein altersentsprechendes Gewicht, wenn auch immer noch im unteren Normbereich. Somit schien es fast so, als wäre mit Tom jetzt alles in Ordnung.

Tom durchlief eine von anderen Babys verschiedene Entwicklung: Er rollte sich zum Beispiel durch die Welt, was zwar nicht völlig ungewöhnlich, aber doch selten ist. Er krabbelte nur über einen recht kurzen Zeitraum, dafür aber umso heftiger, bis er dann schnell vom Krabbeln ins Laufen überging. Toms Eltern waren durch diese atypische motorische Entwicklung aber nicht weiter beunruhigt. Elke fand

Früherkennung Autismus

Geburtskomplikationen kommen bei Kindern, die später als autistisch diagnostiziert werden, gehäuft vor. Umgekehrt weisen auch Kinder, bei deren Geburt es zu Komplikationen kommt, ein erhöhtes Autismusrisiko auf. Damit in Zusammenhang gebrachte Faktoren können zum Beispiel Sauerstoffmangel, vorzeitige Plazentaablösung oder eine Schwangerschaftsvergiftung sein (Yenkoyan et al. 2024; Fassett et al. 2017).

Eine verzögerte motorische Entwicklung zählt nicht zu den Kernsymptomen von Autismus, wird aber mit dem späteren Auftreten von Symptomen in Zusammenhang gebracht (Patterson et al. 2021). Auch Geräuschempfindlichkeit, sensorische Abneigungen oder spezielle sensorische Vorlieben können ein früher Hinweis auf Autismus sein, schon bevor Kinder alt genug sind, charakteristische Schwierigkeiten in der Kommunikation zu zeigen (Robertson/Baron-Cohen 2017). Staubsauger und Bohrer sind in diesem Zusammenhang häufig genannte sensorische Abneigungen (Schirmer 2006, S. 14f.). Sensorische Über- oder Unterempfindlichkeiten können sich auch auf das Essverhalten auswirken, das oft als „wählerisch" oder „eingeschränkt" bezeichnet wird (Rodrigues et al. 2023). Die Kinder werden häufig entweder als sehr pflegeleicht oder sehr „schwierig" (zum Beispiel „Schreibabys") empfunden, da sie zwar häufig anpassungsfähiger erscheinen und weniger fremdeln, aber sich auch weniger gut beruhigen lassen (Tanner/Dounavi 2020).

Das frühe Beschäftigen mit Teilen von Objekten (zum Beispiel Rädern von Autos) oder Auswendiglernen von Automarken (oder ein anderes intensives Interesse), frühe eloquente Sprache, einzelgängerisches Verhalten, feste Spielskripte und „kontrollierendes Spielverhalten" (die Kinder bestimmen, was und wie es gespielt wird) sind weitere Symptome, die auf Autismus (in diesem Fall ohne Intelligenzminderung und Entwicklungsverzögerung) hinweisen können (Tanner/Dounavi 2020).

das Rollen „*einfach nur witzig*"[1]. Von Anfang an bestimmte der Gedanke, dass Menschen sich unterschiedlich entwickelten, ihre Sichtweise. Sie hatte insgesamt eine große Toleranzspanne, was ungewöhnliches Verhalten anbelangte, sodass auch die weiteren Verhaltensweisen für sie nicht beunruhigend waren. So störte Tom sich seit frühester Kindheit an Geräuschen, vor allem an Bohrern und Staubsaugern. Elke ging deshalb manchmal bis abends um zweiundzwanzig Uhr mit Tom im

[1] Elke Harrendorf, Gespräch am 29.03.2024

Kinderwagen spazieren, bis die Nachbarn mit dem Bohren fertig waren. Wollte sie Staub saugen, schickte sie ihn in sein Zimmer.

Dass Tom alle Automarken und deren Logos zu einem sehr frühen Zeitpunkt seines Lebens kannte und sachgerecht benennen konnte, machte Elke stolz. Sie sah darin keine Besonderheit, sondern führte den frühen eloquenten Sprachstil auf ihre Erziehung zurück. Elke sprach nie mit Tom in der Babysprache, sondern verwendete frühzeitig korrekte Ausdrücke. Sie beantwortete ihm geduldig Fragen, ohne Dinge zu beschönigen. Sie bemerkte, dass er einige Wörter schwer aussprechen konnte oder bestimmte Geräusche für Gegenstände hielt. So war das Quietschen eines Stuhls für Tom gleichbedeutend mit dem Stuhl an sich. Der Stuhl war für ihn also kein Begriff oder eine bildliche Vorstellung, sondern ein Geräusch.

Wie sie selbst, verbrachte auch Tom als Kind viel Zeit mit sich allein. Dass er keinen Kontakt zu anderen Kindern suchte und in seinem Zimmer ausschließlich einzelgängerischen Aktivitäten nachging oder nur mit seinen Eltern spielen wollte, beunruhigte sie daher nicht. Ihrer Ansicht nach war Tom pflegeleicht, umgänglich und angepasst. Ein Vorzeigekind eben. Tom fasste nichts an, außer das, was er durfte, hörte auf seine Eltern, tat, was sie von ihm wollten, war fröhlich und fast schon „*unnormal lieb*“[2].

Elke und Ralf pflegten wenige soziale Kontakte, auch nicht zu anderen Familien. Im Viertel gab es auch kaum andere Kinder, somit waren es überwiegend seine Eltern, und hier vordergründig der Vater, die mit Tom spielten und an Ritualen wie Einschlafen beteiligt waren. Ralf gefiel die Kreativität seines Sohnes, er fand Tom sehr kompetent in allem, was er tat. Nur das seltsame Figurenspiel fiel ihm auf, wenn sie gemeinsam spielten. Tom hatte stets ein fertiges Drehbuch, wusste also im Vorfeld, was jede Figur sagen oder tun würde. An dieses vorgefertigte Skript musste Ralf sich sklavisch halten, denn wich er davon ab, nahm Tom das nicht hin und erwartete einen Neuanfang.

Als Tom zwei Jahre alt war, entwickelte er eine intensive Vorliebe für Milch. Er trank davon bis zu zwei Liter am Tag. Der Kinderarzt warnte, er solle weniger Milch trinken, aber Tom trank später sogar bis zu drei

---

[2] Elke Harrendorf, Gespräch am 29.03.2024

Liter pro Tag. Er entwickelte nie eine Unverträglichkeit. Er mengte später Kakao hinzu, stand am Tisch in der Wohnung mit einem Strohhalm, beugte sich vor und trank genüsslich. Die Milch musste jedoch immer homogenisierte Frischmilch derselben Marke vom selben Hersteller sein und dufte keine Stippen aufweisen, denn sonst rührte Tom sie nicht mehr an.

Gluten- und milchfreie Ernährung bei Autismus

Unverträglichkeiten gegenüber Milch (Kasein) und glutenhaltigen Nahrungsmitteln treten bei autistischen Menschen gehäuft auf (Baspinar/Yardimci 2020; Dankova 2020, S. 184). Gluten ist ein Proteinkomplex, der in einigen Getreidesorten vorkommt. Kasein ist das Hauptprotein, das in Milch enthalten ist, und der Anteil, der später zu Käse weiterverarbeitet werden kann.

Es rankten sich Diskussionen und Publikationen darum, ob diese Stoffe Symptome von Autismus verursachen könnten (Wolf 2021; Reissmann 2020; Chai 2014). Nach dem aktuellen Stand der Forschung ist davon auszugehen, dass kein kausaler Zusammenhang besteht. Allerdings besteht weiterhin ein Interesse an der Fragestellung, ob die Ernährung Begleitsymptome von Autismus, wie Schlaf- und Verdauungsprobleme, beeinflussen kann (Gonzáles-Domenech et al. 2022; Rodop et at. 2021). Es ist der Ansicht mancher Fachleute nach ratsam zu probieren, milch- und glutenhaltige Produkte aus der Ernährung zu streichen und zu beobachten, ob eine Verbesserung dieser Begleitsymptome eintritt (Baspinar/Yardimci 2020; Strasser 2022, S. 32ff.). Nach der derzeit gültigen S3-Leitlinie zur Therapie von Autismus wird von einer solchen Intervention zur Behandlung autistischer Symptome jedoch abgeraten (Deutsche Gesellschaft für Kinder- und Jugendpsychiatrie, Psychosomatik und Psychotherapie e.V. (DGKJP)/Deutsche Gesellschaft für Psychiatrie und Psychotherapie, Psychosomatik und Nervenheilkunde e.V. (DGPPN) 2021).

Die Fremden

Als Tom ein Kleinkind war, bestand die Welt für ihn aus Einzelteilen. Es gab Objekte, mit denen man etwas anfangen konnte oder die für etwas nützlich waren. Dazu zählten für Tom zum Beispiel im Alter von zwei Jahren große Plastikbausteine oder Dinosaurier. Und es gab Objekte, die sich bewegten. Sie hatten Hände und Füße sowie Köpfe. Die Hände halfen beim Zähneputzen oder blätterten durch Bücher. Füße bewegten diese lebendigen Objekte von einem Ort zum anderen. Köpfe hatten Striche und Details im Gesicht. Als Kleinkind konnte der dunkelhaarige, Brille tragende Tom sich stundenlang in seinem Zimmer mit diesen und anderen Spielsachen beschäftigen, ohne über Langeweile oder fehlende Begleitung durch andere lebende Wesen zu klagen.

Toms Mutter fand die Aktivitäten ihres Sohnes zwar nicht weiter auffällig, aber wollte dennoch versuchen, ihn an andere Kinder heranzuführen, zumal er ja perspektivisch in den Kindergarten gehen sollte. So animierte sie ihn immer mal wieder, mit ihr auf den Spielplatz zu gehen, um dort Kontakte zu anderen Kindern zu knüpfen, die dort rutschten, schaukelten und im Sand spielten. Sie setzte sich gemütlich mit einem dicken Roman auf die Bank vor dem Sandkasten, in der Hoffnung, Tom würde von sich aus zu den anderen Kindern gehen. Doch vor diesen hatte er Angst. Sie beobachtete jedes Mal, dass er sich an sie klammerte oder fragte, ob sie nicht mit in den Sandkasten kommen und mit ihm in dem Holzhäuschen oder im Sand spielen wollte. Da sie dazu meistens keine Lust hatte, ging sie nach einiger Zeit mit ihrem verängstigten Sohn wieder nach Hause. Tom war bereits zu Beginn seines Lebens sehr auf seine Mutter fixiert gewesen, sodass Elke sich auch hier keine großen Gedanken über sein Verhalten machte.

Manchmal kam auch Moritz auf den Spielplatz, ein etwa fünf- oder sechsjähriger Junge, der Tom gernhatte und ihn gegen andere, aufdringliche Kleinkinder verteidigte. Dieser Junge war der einzige Spielgefährte, der zu dieser Zeit ein Stück weit zu Tom durchdringen konnte, da er immer wieder auf ihn zuging und Tom sich so an seine Anwesenheit gewöhnte. Manches Mal fragte Tom seine Mutter sogar, ob Moritz vielleicht wieder auf dem Spielplatz sei. Irgendwann kam er aber leider nicht mehr und Tom war wieder allein.

Als Tom drei Jahre alt wurde, nahte der Kindergarten. Der flache, hell- und dunkelblaue Bau mit großer Freifläche und Spielgeräten im Hinterhof lag nicht weit entfernt von Toms Wohnhaus, einem vierstöckigen Backstein-Mehrfamilienhaus in einer ruhigen Seitenstraße. Elke stimmte ihre Schichten als Krankenschwester mit ihrem Schwiegervater ab und richtete sich ansonsten so ein, dass Familie und Beruf einigermaßen unter einen Hut zu bringen waren. Tom aber wollte viel lieber zu Hause mit seinen Spielsachen bleiben. Er hatte wenig Interesse daran, seine gewohnte Umgebung und seine vertrauten Bezugspersonen zu verlassen. Er verstand das Spiel der anderen Kinder nicht, mit denen er fortan interagieren sollte, und es ängstigte ihn. So kam es, dass er morgens zuverlässig trödelte. Der eigentlich nur kurze Fußweg zum Kindergarten wurde für Elke zur Qual. Toms Mutter und die Erzieherinnen fragten sich, wie man es erreichen konnte, dass Tom pünktlich zum Frühstück im Kindergarten ankommen würde. Liebesentzug, wie es ihr angetragen wurde, kam für Elke nicht infrage. Daraufhin schlugen die Erzieherinnen vor, Tom allein, ohne die anderen Kinder, frühstücken zu lassen. Vielleicht würde er das unangenehm finden. Doch dieser Versuch scheiterte, denn Tom sah keinen Nachteil darin, nicht mit anderen zu essen. Das war für die Pädagoginnen sehr ungewöhnlich, denn die meisten Kinder genossen es, in Gemeinschaft zu sein, und fühlten sich unwohl, wenn sie allein waren. Sie sprachen Toms Mutter darauf an und rieten ihr, mit ihm bei einem Familienpsychologen vorstellig zu werden. Irgendetwas an Toms Verhalten stimmte nicht. Die Erzieherinnen teilten den Eltern darüber hinaus mit, dass Tom sich nicht wehren würde, wenn andere Kinder ihn ärgerten. Aus Sicht von Elke und Ralf brauchte es für derartige Schwierigkeiten aber keinen Psychologen. Die Angelegenheit geriet in Vergessenheit.

Die erste Zeit im Kindergarten empfand Tom als die schlimmste. Er nahm seine eigenen Spielsachen mit in den Kindergarten und saß dort die Zeit ab, bis Elke ihn wieder nach Hause holte. Toms Eltern waren sehr großzügig, was den finanziellen Aufwand für Spielsachen betraf. An Weihnachten bekam Tom immer eine Menge neuer Spielsachen bester Qualität. Diese erregten ordentlich Aufmerksamkeit im Kindergarten. Die anderen scharten sich um Tom und wollten auch mal mit seinen Figuren, Dinos und Autos spielen, vor allem mit seinen „Transformers"[3]. Aber Tom merkte schnell, dass es den anderen lediglich um die Dinge ging und nicht um ihn. Zwar kam Tom in dieser Zeit der Gedanke, er könne die anderen Kinder vielleicht mit seinen Spielsachen ködern und so Kontakt zu ihnen herstellen – wie sonst hätte er mit ihnen interagieren können? –, auf der anderen Seite wollte er eh bloß allein sein und die anderen machten ihm Angst. Also sah er von seinem Gedanken ab. Nach einer Weile ignorierten die Kinder ihn wieder und er sie.

Im Kindergarten befand sich außerdem eine Spielecke mit schönen Bausteinen, in der Tom für sich allein sein konnte. Die Spielecke lag in einem separaten Raum mit einer Glastür. Hier hatte er in der Regel seine Ruhe und fühlte sich geschützt. Er konnte aber nicht durchgängig verhindern, dass andere Kinder sich dort auch aufhalten wollten. Öffnete sich die Glastür und kamen sie in seine Nähe, ignorierte er sie weitestgehend, aber nicht alle konnten damit gut umgehen. Manche ärgerten Tom als Reaktion auf sein Desinteresse oder aufgrund seiner fehlenden Antworten, kniffen ihn oder schlugen sogar. Besonders ein Junge hatte es auf ihn abgesehen. Deswegen war das Sichöffnen der Glastür besonders schlimm für Tom. Er ließ sich, ohne sich zu wehren, von dem Jungen schubsen und schlagen. Aber er versuchte auf wortreiche Weise, ihn von seinem Verhalten abzubringen, erklärte und argumentierte, was jedoch zur Folge hatte, dass das Kind noch wütender auf ihn wurde. Es konnte auf diese komplexe Sprache nichts erwidern. Irgendwann gipfelte das Ganze darin, dass Tom sich dann doch körperlich wehrte, weil er gemerkt hatte, dass seine Belehrungen und Argumente bei dem Kind nichts ausrichten konnten. Als es an diesen Punkt kam, rastete er regelrecht aus und verprügelte das Kind nach Strich und Faden. Nun war Tom erstaunt: Er merkte, dass er mit diesem Verhalten Macht und Kontrolle über die Kinder erhalten konnte. Es sollte

---

[3] Transformers sind Actionfiguren, die man in verschiedene Spielzeuge umbauen kann, z. B. Action-Mann und Auto.

eine Weile dauern, bis er damit aufhörte, andere Kinder zu verprügeln. Aber zu diesem Zeitpunkt konnte Tom sich behaupten und die Zeit im Kindergarten überstehen. Er hatte einen Weg gefunden, mit den anderen Kindern zu kommunizieren.

Häufig vertrieb er sich die Zeit im Kindergarten auch im Waschraum. Dort gab es Abflussrohre, die sich unterhalb der Waschbecken befanden. Sie waren silberfarben und auf eine wundersame Art geschwungen, verschluckten Wasser und leiteten es in die Wand. Tom war fasziniert davon, so sehr, dass deren genaues Aussehen in seiner Erinnerung verankert ist. Ganz im Gegensatz zu den Gesichtern der anderen Kinder. Es gab nur einen Jungen, der aus dieser Zeit in Toms Gedächtnis geblieben ist, und das war Anjing; jedoch ebenfalls gesichtslos. Anjing lud Tom manchmal zu sich nach Hause ein, was Tom mehr oder weniger über sich ergehen ließ. Die Jungen saßen dort auf der Couch, knabberten Chips und sahen sich stundenlang die Serie „Peter Pan" an. Über das gemeinsame Serieschauen hinaus ängstigten Tom die Spielangebote seines Freundes jedoch und er versuchte, die Besuche zu vermeiden.

Trennungen

Als Tom heranwuchs, machten sich die Unterschiede zwischen Elke und Ralf immer deutlicher bemerkbar. Elke fühlte sich durch die Arbeit als Krankenschwester, Mutter und Hausfrau stark gefordert. Sie arbeitete in Nachtschichten und bedurfte hinsichtlich der Kindererziehung der Unterstützung ihrer Schwiegereltern. Diesen musste sie aber ihrerseits zuarbeiten, vor allem, nachdem die Schwiegermutter an Toms drittem Geburtstag plötzlich verstarb. Tom erinnert sich an diesen Tag so, als habe Ralf ihm erzählt, dass seine Oma nur schlafen würde. Er überspielte seine eigene Trauer, damit Tom einen glücklichen Geburtstag haben konnte. Ansonsten sollte Elke das Gemüse des Schwiegervaters, das dieser pflanzte und erntete, verarbeiten und seine Wäsche bügeln. Er trug täglich ein bis zwei neue Hemden aus reiner Baumwolle, die schwer zu glätten waren. Ralf wollte ebenfalls täglich ein frisches Hemd tragen, das sie auch bügelte. Der Schwiegervater holte Tom zwar regelmäßig an einigen Nachmittagen aus dem Hort ab, aber wenn Tom krank wurde und zu Hause blieb, konnte er auch erst am Nachmittag kommen. Elke bekam das Gefühl, kaum mehr Zeit für sich selbst zu haben. Im Freundeskreis bekam sie zu hören, dass sie nur noch von Tom sprach. Ihr Leben bestand aus Einkaufen, Bügeln, Kochen und Kindererziehung. Wenn sie freie Zeit für sich hatte, schlief sie vor lauter Erschöpfung ein. Aber Elke und Ralf stritten ansonsten während der Beziehung nahezu nie. Sie schluckte alles herunter, denn aus Kindheitstagen wusste sie, dass Widerworte und das Einfordern eigener Bedürfnisse unbeachtet blieben. Sie nahm die Dinge so hin, bis sie nicht mehr konnte, und fühlte sich machtlos.

Die Situation spitzte sich immer weiter zu, bis sie Ralf von ihrer Überforderungssituation erzählte. Er war der Ansicht, sie sei *„auf dem Selbstfindungstrip“*[4]. Als Ralfs Mutter noch lebte, hatte Elke ihren Mann

---

[4] Elke Harrendorf, Gespräch am 29.03.2024

gebeten, mit seinen Eltern zu reden, um ihr die eine oder andere Arbeit abzunehmen. Aber auch dieser Versuch scheiterte.

Ralf hatte sich in der Ehe gut eingerichtet. Ihm fehlte viel weniger als Elke, und er hatte auch eine intensivere Beziehung zu Tom. Wenn es nach ihm gegangen wäre, wäre es (zumindest an diesem Punkt der Beziehung) zu keiner Trennung gekommen. Elke aber glitt immer mehr in eine tiefe psychische Krise und erbat sich schlussendlich eine Pause. Sie hoffte, dass sich eine Lösung finden würde, um eine Trennung zu vermeiden. Ein möglicher Weg war, Ralf ein Jahr lang ausziehen zu lassen, um zu beobachten, ob sich etwas an der Situation verbesserte. Aber Ralf fand keine Wohnung, sodass sie ein weiteres Jahr zusammenlebten. Durch diese Situation änderte sich nichts, da Elke weiterhin den kompletten Haushalt übernahm. Sie ging schlussendlich zu einer Rechtsanwältin und reichte die Scheidung ein.

Was dann geschah, kam für Elke unerwartet und die Erinnerung an den Vorschlag, den Ralf ihr machte, grub sich tief in ihr Herz ein: Ralf regte an, dass *Elke* die Wohnung verlassen sollte, damit *er* mit Tom weiterhin in der alten Umgebung verbleiben konnte. Es gereichte Ralf zum Vorteil, dass sein Vater in der Nähe lebte und sich nachmittags um Tom gekümmert hatte, wohingegen Elke Nachtschichten absolvierte und keine Verwandtschaft in der Nähe hatte, die wirklich helfen konnte. Elke fühlte sich wie vor den Kopf gestoßen. Sie dachte, nun würde Ralf ihr auch noch das Kind wegnehmen.

Nach einer Weile akzeptierte sie aber, dass die vertraute Umgebung für Tom das Beste war und Ralf ihn dort besser betreuen konnte als sie mit ihren unregelmäßigen Arbeitszeiten und den häufigen Nachtschichten. Ganz unrecht hatte er also nicht. Die Entscheidung, dass Tom bei seinem Vater blieb, war für sie schlussendlich eine reine Vernunftentscheidung. Elke glaubte, sie könnte ihrem Kind als chancenlose alleinerziehende Mutter nichts bieten. Die Entscheidung war gefallen. Sie konnte nicht leben, ohne ab und an etwas Zeit für sich allein zu haben, und in der Beziehung zu Ralf war das nicht möglich, zumal sie in ihrer Freizeit inzwischen beim „Weißen Ring“[5] tätig war, Judo ausübte und in der Kirche organisiert war.

---

5 Organisation, die Opfer von Gewalttaten unterstützt

Nach dieser Vernunftentscheidung suchte nun Elke erfolglos nach einer Wohnung, was dazu führte, dass Ralf nach einem gewissen Zeitraum um konsequentes Verhalten bat. Elke sollte nun definitiv und schnell ausziehen. Sie musste daraufhin am Abend desselben Tages ihre ebenfalls in Braunschweig lebende Schwester anrufen und sie bitten, bei ihr bleiben zu dürfen. Die Trennung wurde schlussendlich durch eine einvernehmliche Scheidung abgerundet. Elke und Ralf gingen trotz aller Widrigkeiten im Anschluss noch einen Kaffee zusammen trinken.

Seine Eltern trennten sich offiziell kurz vor Toms Einschulung, als er sechs Jahre alt war. Seiner Erinnerung zufolge war der erste Moment, als er die Nachricht von seiner Mutter erhielt, schockierend. Er saß mit seinen Eltern am Tisch und seine Mutter eröffnete ihm, dass Mama und Papa sich nicht mehr so gut verstünden und dass sie nicht mehr gemeinsam in einer Wohnung leben könnten. Von all diesen Dingen hatte er zuvor gar nichts bemerkt. Trotzdem verstand er in dem Moment instinktiv, was das bedeutete. Er hatte im Kindergarten von anderen gehört, die auch Scheidungskinder waren. Es fühlte sich an, als sei sein Herz mit einem Messer aufgeschnitten worden. Elkes Erinnerung zufolge stand Tom nach diesem Gespräch auf, ging in sein Zimmer, schloss die Tür und schrie einmal laut auf – und dann spielte er ruhig. Nach einer Weile kam er raus und fragte seinen Vater, ob er mitspiele.

Tom fühlte den Schmerz noch einen weiteren Tag lang. Dann ordnete er das Geschehen rational ein: Die Eltern lebten getrennt voneinander, zogen aber weiterhin an einem Strang. Es würde nun sogar doppelt Geschenke an Geburtstagen und sonstigen Feiertagen geben. Als er das verstand, hatte er die Trennung akzeptiert. Seine Mutter zog nach Wolfenbüttel, Tom blieb bei Ralf und somit war die neue Familiensituation zementiert. Elke meldete sich anfangs regelmäßig telefonisch und versuchte, Tom des Öfteren zu sich zu holen, aber die Telefonate mit ihrem Sohn verliefen schleppend und wurden zunehmend weniger. Sie fand das sehr schade und litt unter der Situation, zumal sie das Gefühl hatte, immer gut mit Tom ausgekommen zu sein. Es sollte viele Jahre dauern, bis Tom und seine Mutter wieder eine engere Beziehung zueinander hatten und Elke verstand, dass es kein Desinteresse war, das Tom vom Telefonieren abhielt, sondern ein Unvermögen, diese Form der sozialen Interaktion angstfrei zu überstehen. Denn da er nicht genau wusste, wann er am Telefon mit dem Sprechen dran sei und was er sagen könnte, vermied er das Telefonieren lieber ganz.

Autismus und Telefonieren

Die überwiegende Mehrheit von Menschen im Autismus-Spektrum telefoniert nicht gern (Howard/Sedgewick 2021). Das Klingeln eines Telefons kann sich für sie anfühlen wie ein Eindringen in die geschützte Privatsphäre. Es ist wie eine ungeplante Aufforderung, alles stehen und liegen zu lassen, um sich auf ein – für sie ungewolltes – Gespräch einzulassen. Autistische Menschen gehen in der Regel ungern spontan ans Telefon, sondern bevorzugen Ruhe und Planbarkeit, um sich einem solchen Gespräch auszusetzen. Wenn sie den Telefonhörer abnehmen, wissen sie vorab gern, worum es in dem Telefonat geht. Außerdem ist nach Erfahrung der Autoren die Fähigkeit vieler Betroffener, Informationen aufzunehmen, begrenzt und sie müssen das Gesagte unter Umständen mitschreiben, um es nicht zu vergessen (vor allem dann, wenn zusätzlich ADHS vorliegt). Das macht sich zum Beispiel bei Anrufen bei Behörden negativ bemerkbar.

Ein Smalltalk, der ungeplant, willkürlich und oftmals – aus autistischer Sicht – oberflächlich verläuft, kann Betroffene vor noch größere Herausforderungen stellen (Schilbach/Bartholomäus 2022; Klom/Lichtblau 2013). Sie verstehen meist gar nicht, warum sich jemand „einfach mal so" meldet, um zu reden oder zu hören, wie es dem anderen geht. Für autistische Menschen ergibt das keinen Sinn. Darüber hinaus wissen sie oft nicht, wann sie reden können oder sollen und unterbrechen die Person am anderen Ende häufig. Manchmal schweifen sie vom Thema ab und landen wieder bei ihren eigenen Interessengebieten. Zudem fehlt beim Telefonat die Möglichkeit, soziale Signale oder unklare Aussagen zumindest streckenweise mit Mimik und Gestik abgleichen zu können. Ein Telefonat ohne sachlichen Grund kann sehr ausufern, was Betroffene nach Erfahrung der Autoren als „Zeitverschwendung" empfinden. Das lockere Plaudern über das Telefon verbinden sie nicht mit Glücksgefühlen, sondern vornehmlich mit Stress.

Ein denkwürdiger Tag

Eine üppige große Schultüte mit einer Krokodilhandpuppe aus Plastik leitete Toms Grundschulzeit ein. Trotzdem war es ein freudloser Tag. Weder sein Vater Ralf noch Tom selbst waren besonders gut gelaunt, was möglicherweise an der Gesamtsituation lag, die zu diesem Zeitpunkt auf eine Trennung der Familie hinauslief.

Toms Strategie, andere Kinder unter Androhung von Prügel unter Kontrolle zu halten und sich auf diese Weise Respekt zu verschaffen, funktionierte auch nach der Kindergartenzeit eine Zeit lang ganz gut. Tom verbrachte die überwiegende Grundschulzeit damit, andere Kinder zu jagen oder zu verprügeln. Da er die Kinder jedoch nicht aus Bosheit schlug, sondern lediglich im Rahmen seiner natürlichen sozialen Interaktion, machte er auch hier oftmals schmerzliche Erfahrungen. Wurde er nämlich mit dem Prügeln zu nachlässig, passierte es allzu schnell, dass andere auf die Idee kamen, *ihn* zu verprügeln. Dann musste Tom sich ermahnen, seinerseits wieder disziplinierter zu sein und zurückzuhauen. Die vom Vater beim Hausoptiker abgeschlossene All-inclusive-Brillenversicherung für Toms Brille, die er damals noch trug, sollte sich in diesen Jahren jedenfalls als Glücksgriff herausstellen. Alles in allem war Tom auch ganz zufrieden mit der Situation. Er war schließlich ein Junge – und Jungen rauften sich nun mal.

Im Sommer sammelte Tom Insekten und bewahrte diese in Tupperdosen auf, um sie zu beobachten. Es gab auch zwei oder drei Grundschulfreunde, mit denen er bastelte oder Gameboy spielte. Aber immer, wenn es darum ging, einfach nur zusammen zu sein, irgendwo beieinander zu sitzen und zu reden oder ohne vorher festgelegten Sinn eine Tätigkeit miteinander durchzuführen, konnte Tom nicht partizipieren. Allseits beliebte Kinderspiele, die beispielsweise an Geburtstagen praktiziert wurden, verstand er nicht und blieb ihnen lieber fern.

An seinem ersten Tag im Kinderhort verliebte sich Tom in Nicole. Nicole hatte schulterlange braune Haare, eine kräftige Figur und blendete ihn mit ihrer Schönheit regelrecht. Als sie seine Schwärmerei an diesem Nachmittag nicht sofort erwiderte, befehligte Tom zwei andere Kinder als seine Schergen, Nicole vor einen imaginären Altar im Außengelände des Hortes zu zerren, um eine Zwangshochzeit zu vollziehen. Nach zwei bis drei Tagen endete seine Schwärmerei aber wieder. Nun war es Nicole, die sich in Tom verliebte und die nächsten vier Jahre unermüdlich versuchte, ihn für sich zu gewinnen. Immer wenn sie ihm ihre Zuneigung zeigte, zum Beispiel in Form von Liebesbriefen, verprügelte er sie jedoch, da ihn die soziale Situation stark überforderte.

Toms Klassenlehrerin, Frau Schubert, eine kleine blonde Frau mit schwarzer Brille, war eine couragierte Pädagogin, die ihm im Rahmen des Unterrichts zurückmeldete, dass er eine hohe sprachliche Begabung und eine blühende Fantasie besaß. Sie liebte seine Aufsätze und bewertete sie in der Regel mit einer Eins, auch wenn sie ein wenig zu ausschweifend ausfielen. Aber ihr fiel auch auf, dass Tom sich häufig meldete, um bei Aufgabenstellungen nachzufragen. Wieder und wieder wollte er von ihr wissen, wie ein Satz gemeint, die Aufgabe durchzuführen oder in welcher Reihenfolge etwas zu tun sei. Die Lehrkraft deutete dies als Hunger nach Aufmerksamkeit. Frau Schubert wusste, dass Toms Eltern sich kürzlich getrennt hatten, und vermutete, dass Tom versuchte, den Verlust seiner Mutter durch Aufmerksamkeit seitens der Lehrerin zu kompensieren. Das ging sogar so weit, dass sie Toms Eltern nahelegte, ihn bei einem Kinderpsychiater vorzustellen. Aber auch in diesem Fall gingen die Eltern über diesen Rat hinweg und unternahmen nichts.

Möglicherweise führte Frau Schubert auch Toms schwankende schulische Leistungen auf die elterliche Trennung zurück. Seine Aufsätze waren herausragend, sogar so gut, dass die Lehrerin sie später jahrelang aufbewahrte. Toms Schönschrift jedoch ließ zu wünschen übrig, ebenso wie seine Leistung in Diktaten. In beiden Fällen kassierte er regelmäßig Sechsen. Und hinsichtlich der mündlichen Mitarbeit mangelte es Tom ebenfalls an Feingefühl dafür, wann man sich im Unterricht melden sollte und wie lange man dann reden konnte. Insbesondere in den ersten Jahren meldete Tom sich im Unterricht kaum, wenn es nicht darum ging, konkrete Aufgabenstellungen nachzufragen.

Doch obwohl seine Aufsätze in der Grundschule außergewöhnlich gut waren, ließ sich doch feststellen, dass es Tom an der Fähigkeit zur Perspektivübernahme zu mangeln schien. So schrieb er beispielsweise in der dritten Klasse einen Aufsatz über sich selbst als „Auftragsschläger", der auf dem Pausenhof im Fußballkäfig andere Kinder abfangen und verprügeln sollte. Auftraggeber war laut Text ein Klassenkamerad, der um Toms herausragende Qualitäten als Schläger gewusst habe. Die Lehrerin las den mit einer Eins bewerteten Aufsatz laut vor, was Tom damals sehr beschämte, da er den anderen Kindern seiner Klasse darin fiktiv Gewalt antat. Er spürte in diesem Augenblick instinktiv, dass er wohl etwas Falsches getan hatte, da die Lehrerin ihn für seine Darstellungen tadelte und den anderen vorführte, obwohl sie den Aufsatz an sich für gut befunden hatte.

Eine ähnlich peinliche Situation ergab sich, als er eines Tages im Hort die Aufgabe erhielt, für einen Elternabend seine Familienmitglieder zu zeichnen. Die Zeichnungen sollten den anderen Eltern vorgestellt werden und sie sollten raten, ob sie sich auf den Bildern erkennen konnten. Ohne darüber nachzudenken, zeichnete Tom detailgetreu und mit äußerster Präzision ein Bild seines Vaters, das diesen in einem unvorteilhaften, kuriosen Licht erschienen ließ: Er war entblößt. Bei den anderen Kindern erntete er für die Zeichnung Applaus und Gelächter, als sie ihm beim Malen zusahen, was er nicht auf das peinliche Motiv, sondern auf seine besondere Zeichenleistung zurückführte. Die Horterzieherinnen bestellten Toms Vater anschließend vorsichtshalber ein, um die Situation aus pädagogischer Sicht zu hinterfragen. Toms Vater kam an diesem Tag beschämt aus der Besprechung nach Hause. Er schimpfte nicht mit seinem Sohn, sondern erklärte ihm geduldig, dass man Familienmitglieder nicht auf eine solche Art und Weise darstellen und diese Porträts auch nicht öffentlich machen sollte. Es war nicht Toms Absicht gewesen, seinen Vater in Verlegenheit zu bringen. Er hatte gar nicht darüber nachgedacht, dass seine Zeichnung peinlich für seinen Vater hätte sein können. Für Tom stellte das Bild eine ganz normale Personenzeichnung dar.

Ab der zweiten Klasse trug Tom ausschließlich schwarze Kleidung. Diese Kleidung durfte nicht einmal ein andersfarbiges Logo aufweisen, egal wie klein. Sie sollte ausschließlich schwarz gehalten sein und selbst kleinste Etiketten in anderer Farbe führten dazu, dass er die Kleidung nicht trug. Farbe hätte Aufmerksamkeit auf Tom gelenkt, aber er wollte auf keinen Fall auffallen oder sichtbar werden damit. Während dieser „schwarzen Zeit“ schlug und quälte Tom weiterhin andere Kinder wie zuvor im Kindergarten. Er dachte nie über seine Handlungen nach, aber es gelang ihm auf diese Weise, störende, belästigende Kinder fernzuhalten und mit anderen in Kontakt zu kommen. Doch dann passierte etwas Schlimmes.

An einem erinnerungswürdigen Nachmittag ging Tom wie gewohnt von der Schule Richtung Hort. Er betrat wie auch sonst immer nur jede zweite Gehwegplatte unter ihm, als plötzlich ein Hindernis seinen Weg blockierte. Zwei erwachsene Personen ragten über ihm auf und

Autismus und herausforderndes Verhalten

Wenn in Bezug auf Autismus von „aggressivem Verhalten" oder von „herausfordernden Verhaltensweisen" gesprochen wird, sind vor allem Verhaltensweisen wie Schlagen, Beißen, verbale Beschimpfungen oder Schreien gemeint (Strasser 2024; Fitzpatrick et al. 2016).

Zur Häufigkeit von herausfordernden Verhaltensweisen findet man in der Literatur heterogene Angaben, aber grundsätzlich scheinen sie bei Kindern auf dem Autismus-Spektrum häufiger als bei nicht autistischen Kindern vorzukommen (Fitzpatrick et al. 2016). Nach Theunissen kommen herausfordernde Verhaltensweisen bei mindestens 35 % aller Kinder mit Autismus über einen stabilen Zeitraum hinweg vor, wobei die Schwere autistischer Symptome keinen Einfluss auf die Häufigkeit hat (Theunissen 2017, S. 102ff.).

Die Ursachen für herausfordernde Verhaltensweisen bei Menschen im Autismus-Spektrum sind vielfältig (Strasser 2024). So kann eine zu intensive Reizintensität zu Stress und Wutausbrüchen führen. Aber auch Unverständnis für soziale Situationen, Frustration und Angst führen dazu. Kinder, die sich in einer Umgebung erleben, die für sie bedrohlich ist, die sich vielleicht verbal nicht vollständig oder korrekt ausdrücken können, wissen sich oft nicht anders zu helfen, als zu schreien oder körperliche Gewalt anzuwenden. Einige fühlen sich provoziert, wenn sie aus Versehen angerempelt werden oder Kinder zu häufig oder zu nah an sie herantreten.

In Ermangelung sozialer Kompetenzen und verbaler Fähigkeiten reagieren autistische Kinder oft impulsiv und aggressiv (Strasser 2024). Dieses Verhalten entsteht aus einer Ohnmacht heraus und wird nach Ansicht der Autoren durch die oft fehlenden oder noch unzureichend entwickelten empathischen Fähigkeiten begünstigt (World Health Organization 2024). Wichtig ist, wenn möglich, die Ursache für das Verhalten herauszufinden und einer Lösung zuzuführen.

Egozentrismus und Perspektivübernahme

Menschen im Autismus-Spektrum sind egozentrisch, das bedeutet, sie beziehen das, was um sie herum geschieht, überwiegend auf sich selbst (Lombardo/Baron-Cohen 2010). Sie nehmen nur ihre eigene Perspektive, nicht die der anderen Menschen ein. Man könnte auch von „Selbstismus"[6] sprechen. Das bedeutet nicht, dass diese Menschen egoistisch sind. Egoismus beschreibt Handlungen, die darauf zielen, sich einen eigenen Vorteil zu verschaffen, ungeachtet der Ansprüche anderer (Duden 2024). Egoismus geht mit Rücksichtslosigkeit einher. Eine egozentrische Person dagegen blendet andere Menschen naturgemäß aus. Andere Menschen und Dinge werden beständig an sich selbst und der eigenen Perspektive gemessen. Die egozentrische Person hat den anderen nicht aus Böswilligkeit oder Rücksichtslosigkeit nicht im Blick, sondern „übersieht" ihn einfach. Wird sie darauf angesprochen, welche Auswirkungen ihr Handeln auf andere hat, kann sie bestürzt und reuevoll sein.

sprachen ihn an. Sie fragten Tom, ob er der Schüler sei, dessentwegen ihre Tochter Angst habe, zur Schule zu gehen. Tom war wie versteinert. Die Eltern hielten ihm eine Standpauke darüber, was er ihrer Tochter angetan hatte, und forderten ihn auf, unverzüglich damit aufzuhören. Er starrte auf die zwei Paar Schuhe. In diesem Moment entwickelte er das erste Mal eine Art Bewusstsein dafür, dass sein Handeln Auswirkungen auf die Gefühle anderer Menschen hatte. Ihm wurde klar, dass andere Kinder Angst bekamen und Schmerzen hatten, wenn er sie quälte. All die Zeit über wusste er zwar, dass er selbst Schmerzen hatte, wenn er verprügelt wurde, aber dass es anderen ebenso ging, erforderte eine bewusste, durch den Verstand vollzogene Übersetzungsleistung, die nicht automatisch aufkam. Und sobald ihm das Ausmaß dessen bewusst war, was er getan hatte, bekam Tom furchtbare Schuldgefühle. Er dachte an all die Jahre zurück, in denen er andere Kinder geängstigt und gequält hatte, ohne sich dessen bewusst zu sein. Gequält, wie auch er Qualen empfand, wenn die anderen ihn schlugen. Bis zu diesem Tag glichen die leidvollen Münder der anderen ihm eher wie jaulende Sirenen, obgleich er instinktiv wusste, dass es kein gutes Zeichen war, wenn sie ertönten. Er ging sogar so weit, sich zu schwören, fortan der Beschützer für andere Kinder in Not zu sein, vor allem, wenn sie verprügelt wurden. Diesem Grundsatz, anderen zu helfen, ist er bis heute treu geblieben.

---

6 Begriff, den Dr. Peter Schmidt prägte

Selbstversunkenheit

Ein monotones, beruhigendes Klick-Klack-Geräusch bewegte sich entlang des Ziffernblattes der rot umrandeten Kinderuhr mit dem grünen Dinosaurier, der Tom von der Seite angrinste. Tom liebte es als Kind, seine Dino-Uhr zu bestaunen. Er konnte bei der Betrachtung der bunten, fortschreitenden Zeiger nahezu in Trance versinken. Das einzig Störende war, dass der T-Rex drei statt zwei Finger hatte. Er fragte sich, warum die Uhrmacher das nicht richtig recherchiert und abgebildet hatten. Aber diese Uhr war trotz dieses Fehlers etwas ganz Besonderes: Sie zeigte nicht nur die Stunden in Zahlen an, sondern gab zudem vor, wie viele Minuten einer Stunde vergangen waren (Beispiel: auf sechs Uhr = dreißig Minuten). Sie eignete sich besonders gut dazu, alles Mögliche in Zeiteinheiten zu messen: Man konnte messen, wie lange es dauerte, bestimmte Wegstrecken zurückzulegen, eine Murmel gegen die andere rollen zu lassen, oder wie lange es dauerte, bis die Badewanne vollgelaufen war.

Eines Tages saß Tom in der Badewanne und entdeckte ein weiteres Messinstrument – das Thermometer! Ein kleines Plastikteil, das bisher unbeachtet auf dem Rand der Wanne lag und das ihm mithilfe eines Strichs zeigen konnte, ob das Wasser in der Badewanne warm, heiß oder kalt war. Darüber musste er unbedingt mehr in Erfahrung bringen. Wo gab es sonst noch solche Temperaturen außer im Wasser, die man messen konnte? Was sagten Thermometer, wie kalt oder warm es in der Luft, im Wassertopf, im Kühlschrank oder im Gefrierfach war? War die Temperatur in der Wohnung anders als auf dem Balkon und variierte sie je nach Tageszeit? Oder je nach Zimmer? Konnte man die Temperatur beim Duschen konstant halten? Er fragte sich, ob das Außenthermometer nicht zu nah an der Balkontür befestigt war, sodass die Abwärme des Hauses es beeinflusste, und ob es nicht präziser wäre, wenn es frei stehen würde, anstatt an der Wand zu hängen? Tom entwickelte eine regelrechte Besessenheit dem Thermometer gegenüber. Er befand sich, wie er es selbst später ausdrückte, im „*Existenzmodus eines wilden speichelnden Tieres, das auf das hingeworfene Fleisch zurennt und sich kaum kontrollieren kann*". Es ging ihm dabei nicht darum, die Informationen über verschiedene Temperaturen für irgendetwas zu verwenden, beispielsweise für etwaige Berechnungen oder sonstige Untersuchungen. Das Thermometer sollte nur das machen, worauf es ausgerichtet war, nämlich Temperaturen messen, und das am besten den ganzen Tag lang.

Als Tom eines Nachmittags mit seinem Vater das Karstadt-Kaufhaus besuchte, verfing sich sein Blick im Schaufenster der Schmuck- und Uhrenabteilung an einem ganz edlen Exemplar. Dort thronte eine digitale Armbanduhr, die zusätzlich über ein Thermometer verfügte! Obwohl er eine teure, schicke Dinosaurier-Uhr besaß, wollte Tom nun unbedingt diese digitale Armbanduhr haben! Seine Gedanken kreisten obsessiv nur noch um diese Uhr. Immer wieder ging er zu der Schaufensterscheibe und drückte sich die Nase daran platt. Hitzig versuchte er, seine Eltern zu überreden, sie ihm zu kaufen. Der Preis war horrende: 449 Deutsche Mark. Dieser Wunsch wurde ihm nicht erfüllt. Dabei wäre es doch das Allerschönste gewesen, seine beiden Leidenschaften – Uhren und Thermometer – in einem Gegenstand vereint zu wissen. Eine solche Uhr zu besitzen, wäre für Tom damals dem Gefühl gleichgekommen, an einem Endpunkt angelangt zu sein, an dem er glücklich und zufrieden hätte sterben können, vorausgesetzt, er hätte vorab genügend Zeit gehabt, sich mit dem Gegenstand zu beschäftigen.

Abgesehen von Uhren und Thermometern liebte Tom Legosteine. Er besaß vier circa sechzig mal sechzig Zentimeter große Kisten mit einer fürstlichen Ausstattung an Bausteinen. Tom baute sich mit den kleinen und großen, kantigen, quadratischen oder rechteckigen Steinen eine ganze Welt zusammen. Eine vorhersagbare, selbst konstruierte Landschaft mit kontrollierbaren Konstruktionen, in denen er sich orientieren und in die er sich vertiefen konnte.

Als er etwa neun Jahre alt war, entschied Tom, seinen Geburtstag nicht mehr zu feiern. Geburtstagsfeiern strengten ihn zu sehr an. Sie endeten immer im Chaos und Streit mit den Kindern, also vermied er die Feiern lieber. Die mannigfaltigen Reize, die unverständlichen Kinder und deren Spiele waren zu viel für ihn. Die anderen Kinder warfen ihm dabei vor, es ginge ihm nur um die Geschenke. Wie sonst hätte es immer zum Streit kommen können, kurz nachdem Tom seine Waren in Empfang genommen hatte? Nichts lag ihm jedoch ferner und die Aussage der anderen verletzte ihn sehr. Also beschloss er, dass endgültig Schluss sein müsse mit diesen existenziell belastenden und überflüssigen Zusammenkünften. Es bedurfte auch keiner Geschenke durch weitere Personen, da die Bedürfnisse, die er hatte, gut durch seine Eltern abgedeckt wurden. Der Hang zum solitären Spiel hatte sich auch diesbezüglich also endgültig durchgesetzt.

Mit zehn Jahren interessierte Tom sich dafür, Fernsehsendungen mit dem Kassettenrekorder aufzunehmen, bei denen das Publikum im Hintergrund lachte. Diese Lacher der Sitcoms waren es, die es ihm angetan hatten, nicht die Sitcoms selbst. Man konnte sie nutzen, um eigene Sendungen zu produzieren. Tom schnitt Witze aus seinen Mickymaus-Heften aus, sprach sie wie ein Darsteller auf seine Kassetten und spielte die Lacher der Sitcoms über eine separate Stereoanlage dazu ein. In dieser Hinsicht vollzog Tom seine ersten kreativen Sprünge in Richtung Medien. Er kreierte seine eigene „Seifenblasenshow“, wie er seine Witze samt Lachern nannte.

Eine weitere, bereits auf Medien bezogene Lieblingsaktivität bestimmte ebenfalls viel Zeit am Nachmittag und Wochenende: Fotomanipulationen mithilfe des Fotobearbeitungsprogramms Paint. Tom schoss zum Beispiel im Hort ein Foto des Sandkastens, scannte es am Computer ein und zog sich einen Screenshot von einem Totenschädel in das Programm. Diesen Totenschädel schnitt er mithilfe des Paint-Programms Pixel für Pixel aus und übertrug ihn auf das Sandkasten-Foto. Er achtete auf feine Übergänge, damit es lebensnah aussah. So saß er Stunde für Stunde vor dem Monitor. Jeder Pixel musste gefunden und bearbeitet werden. Fertig war das Motiv: Totenschädel im Sandkasten. Diese Aktivität war mühsam, und Tom konnte sie durch seinen Hang zur Perfektion, zum zwanghaften, akribischen Tun, gut meistern. Ansonsten hatte Tom aber keinen Bezug zu Fotos. Zwar besaß er ein kleines Fotobuch mit Klassen- und Erinnerungsfotos, zum Beispiel von seiner Klassenfahrt mit seinen Mitschülern zum Reiterhof. Doch eines Tages beschloss er, dass dieses Büchlein im Grunde sinnlos war, und warf es in den Müll. Schließlich konnte er jederzeit neue Screenshots mit seinem PC aufnehmen. Gleichermaßen ging er mit den Fotos von seinen

Eltern vor: alles in den Müll. Auf seine Eltern konnte er jederzeit in persona zurückgreifen. Somit war eine Aufbewahrung ihrer Köpfe als Foto rational nicht begründbar.

Tom entwickelte auch bereits im Grundschulalter Zwänge. Richtig „ausgereift“ waren diese Zwänge erst in der frühen Jugend, aber sie begannen bereits deutlich früher. Tom trat nur auf jede zweite Gehwegplatte, zählte auf der Toilette Kacheln und beim morgendlichen Müsli-Essen die Anzahl der Löffel, die er in den Mund nehmen durfte. So musste er eine bestimmte, gerade Anzahl von Löffeln aufgegessen haben, um aufstehen zu können. Bei einer ungeraden Anzahl musste er entweder etwas von dem Essen nachnehmen oder den Rest der Portion durch zwei teilen, damit am Ende die Anzahl der Löffel gerade war.

Ein hartnäckiger Waschzwang wurde in dieser Zeit ebenfalls ausgelöst. Tom besaß einen Kuscheleisbären namens Klee, den ihm seine Mutter geschenkt hatte, als er circa in der dritten Klasse war. Wenn Tom nach der Schule den Hort besuchte, wartete Klee auf ihn, bis er nach Hause kam. Eines Nachmittags, als Elke ihn aus dem Hort nach Wolfenbüttel holte, sollte er sich Hände und Gesicht waschen, da er vom Spielen im Sandkasten schmutzig war. Tom weigerte sich und wollte zuerst Klee begrüßen. Voller Entsetzen stellte er später fest, dass der Bär durch seine Umarmung ein graues Ohr bekommen hatte! Tom fühlte einen stechenden Schmerz, er war schockiert und innerlich zerrissen darüber, wie er seinem Lieblingsbären etwas derartig Schlimmes hatte antun können. Er warf sich vor, nicht auf seine Mutter gehört zu haben. Den Bären zu waschen, war auch keine Option, da sich dadurch die strukturelle Beschaffenheit seines Fells hätte verändern können. Wenig später zeigte der Zwang sich erstmals, als Tom nicht aufhören konnte, seine Zähne zu putzen, bis sie blutig waren, und er sich wie ein Tollwütiger wehrte, als Elke ihn stoppen wollte. Er schlug und trat sogar nach seiner Mutter, so verzweifelt war er über die seiner Meinung nach noch unsauberen Zähne. Wie besessen klammerte er sich am Waschbecken fest, als sie ihn fortziehen wollte. Im Spiegel fokussierte er seinen blutigen Mund, der noch fester geschrubbt werden wollte, nur noch für eine oder zwei Minuten länger. Nur mit Mühe konnte Elke ihn an diesem Abend überreden, ins Bett zu gehen. Dabei musste sie alle Türen für ihn öffnen und schließen, damit seine Hände nicht durch die Türklinken kontaminiert wurden und Schmutzpartikel aus der Wohnung in das Bett gelangten. Der Zwang hatte die Kontrolle über ihn ergriffen.

Zusätzlich zeigte Tom Kontrollzwänge, die sich beispielsweise im Überprüfen abgeschlossener Türen äußerte. Er musste immer wieder an ihnen rütteln, um zu prüfen, ob sie wirklich geschlossen waren und/oder sehr häufig - bis zu zwanzig Mal oder öfter - zurücklaufen, um ein weiteres Mal zu kontrollieren. Dabei stellte er sich ganz nah an die Türen heran, um mit seinen Augen den Spalt abzusuchen, ob sie auch wirklich geschlossen war. Noch heute erinnert er sich an den Geruch des Holzes und des Lacks, den er dabei eingeatmet hatte. Später, im jungen Erwachsenenalter, als Tom eine gute Reflexionsfähigkeit entwickelt hatte, schwächten die hartnäckigen und quälenden Zwänge sich zunehmend ab. Er entwickelte außerdem Strategien, wie er sich rational von ihnen distanzieren konnte. Bis dahin vergingen jedoch noch etliche Jahre, in denen er wusch, rüttelte und zählte, bis seine Spannung besänftigt oder sein Körper erschöpft war.

Jugend

Das Mobbing

Als Tom nach der vierten Klasse in den rotbraunen Backsteinbau der einstigen „Bürgerschule“ (1876–1924) in die Orientierungsstufe (fünfte und sechste Klasse) wechselte, lief er noch immer in seiner durchgängig schwarzen Kinderkleidung herum und fühlte sich souverän. Er trug auch noch seine alten Kinderschuhe mit den Klettverschlüssen, da ihm das Binden einer Schleife schwerfiel. Dass er trotz seines höheren Alters noch immer einen Dinosaurier-Schulranzen trug, störte ihn keineswegs. Ganz im Gegenteil: Wahrscheinlich würden alle Kinder der neuen Schule ihn sogar neiderfüllt betrachten und danach schmachten, ein ähnliches Exemplar zu besitzen. Doch die anderen Kinder ärgerten Tom wegen des Ranzens, machten sich zudem über seine Kinderschuhe lustig und gaben ihm zu verstehen, dass man Markenkleidung zu tragen hatte, um dazuzugehören. Tom kannte diese Marken nicht einmal. Regelmäßig kamen die anderen Kinder in Schwärmen und aus allen Richtungen, traten ihm in den Tornister oder die Kniekehlen und spuckten ihn an. Bei den anderen hatte Tom inzwischen den unschönen Rufnamen „Offener Rucksack“ weg. Dieser Rufname rührte daher, dass es eine Absprache unter den Mitschülern gab, Tom die Schnallen seines Ranzens zu öffnen, wann immer sie ihn sahen. Nicht selten verteilten sie dabei seine Schulsachen auf der Straße oder im Klassenzimmer. So musste Tom schmerzlich erleben, wie sein einstiges Prestigeobjekt – sein Schulranzen mit all den T-Rexen, den Königen unter den Dinosauriern! – entweiht und beschmutzt wurde. Traurig hingen die geöffneten Schnallen seines Ranzens nun herab, wo immer Tom sich damit blicken ließ.

Vielleicht lag es aber auch an seiner Angewohnheit, wie Robocop[7] über den Schulhof zu laufen, dass Tom plötzlich viel und heftig durch

7 US-amerikanischer Science-Fiction-Film aus dem Jahr 1987 über einen Cyborg-Polizisten

Gleichaltrige geärgert wurde. Der Film über einen Cyborg-Polizisten faszinierte ihn dergestalt, dass er während der Hofpause den Laufstil des Cyborgs nachahmte. Eines Tages kam ein Jugendlicher auf ihn zu und sagte, dass Tom offenbar nicht wisse oder nicht denken würde, dass alle anderen genau sähen, wie er Roboter spielte. Erst in diesem Moment wurde ihm bewusst, dass er nicht unsichtbar war und jedermann dabei zuschauen konnte, was er für sich alleine tat.

Auf der Realschule wurde es nicht leichter. Bereits bei der Einschulung kam es zum Bruch mit Toms neuer Klassenlehrerin Frau Mayer, der den weiteren Verlauf der Schulzeit maßgeblich beeinflusste. Als nach der Einteilung der siebten Klassen in der Aula alle Kinder gemeinsam die Steintreppe zum Klassenzimmer hinaufstiegen, drehte sich die neue Lehrerin plötzlich zu ihm um und fragte, was er denn für eine Schulempfehlung erhalten hätte. Ehrlich, wie Tom war, antwortete er, dass er eine Hauptschulempfehlung erhalten habe. In vielen Fächern sei er zwar nicht so gut gewesen, da er aber zum Beispiel in Biologie hervorragende

Autistisches „Selbst" und Fremdwahrnehmung

Der Begriff *„Autismus"* stammt aus dem Griechischen und bedeutet frei übersetzt so etwas wie *„sehr auf sich selbst bezogen sein"* (Autismus Schweiz 2024). Menschen mit Autismus weisen laut diversen Untersuchungen Beeinträchtigungen hinsichtlich des Selbst auf (Huang et al. 2017). Dabei kann es zu Einschränkungen in der Wahrnehmungsfähigkeit sowohl von sich selbst als auch von anderen kommen. Autistische Jugendliche zeigen Schwierigkeiten in ihrer Fähigkeit, sich selbst in sozial-emotionalen Bereichen richtig wahrzunehmen und einzuschätzen (Farley et al. 2010). Es mangelt ihnen oft an der Fähigkeit, das Vorwissen anderer Personen richtig zu erfassen, Perspektivübernahmen zu vollziehen, Emotionen und Absichten zu erkennen oder abstrakte soziale Konzepte wie Freundschaft oder Liebe richtig zu verstehen (Huang et al. 2017).

In diesem Zusammenhang schreibt einer der bekanntesten Autismusexperten Tony Attwood:

„Ich habe einen Weg gefunden, nahezu alle Merkmale, die das Asperger-Syndrom bei einem Kind oder einem Erwachsenen definieren, zu beseitigen. [...] Wenn sie ein Elternteil sind, gehen Sie mit ihrem Kind mit Asperger-Syndrom in sein Zimmer und lassen Sie es dort allein zurück. [...] Probleme entstehen erst dann, wenn jemand den Raum betritt oder wenn es sein Zimmer verlassen muss, um mit anderen zu interagieren." (Attwood 2019, S. 71f.)

Unebenes Kompetenzprofil

Autistische Menschen zeigen in der Regel ein uneinheitliches/unebenes Kompetenzprofil (Attwood 2019, S. 279ff.). Das bedeutet, dass sie in einigen Bereichen herausragende (oder zumindest sehr gute) Leistungen erbringen, während sie in anderen Feldern nur unterdurchschnittliche Kompetenzen zeigen. So kann ein Schüler bzw. eine Schülerin sehr gute Aufsätze schreiben und über einen großen Sprachschatz verfügen, dafür aber deutlich schlechtere Noten in Mathematik oder Physik erzielen. Das hat zum einen mit dem meist eingeschränkten Interessenreservoir autistischer Menschen zu tun, die das, was sie mögen, stark verfolgen. Dinge, die weniger begeistern, werden hingegen nicht oder nur wenig verfolgt, wodurch sie etwaige Fähigkeiten nicht entwickeln. Ihre Detailorientierung führt ebenfalls zu einer starken Fokussierung, was das unebene Entwicklungsprofil verstärken kann. Auch ein Mangel an sozialen Fähigkeiten kann Auswirkungen auf die kognitiven Leistungen autistischer Menschen haben, zum Beispiel dann, wenn im Deutschunterricht das Innenleben von Romanfiguren oder deren Verhältnis zueinander interpretiert werden soll. Die Schwierigkeit, über konkrete Inhalte und Fragestellungen hinaus Bedeutungen zu erkennen und zu integrieren, macht kognitive Gesamtleistungen manchmal schwächer. Dennoch kommen auch herausragende wissenschaftliche oder künstlerische Leistungen bei autistischen Menschen immer wieder vor. Manche autistische Menschen verfügen sogar über eine sogenannte Inselbegabung, die jedoch nur äußerst selten ist (Park 2024).

Noten besaß, hätte ein Lehrer sogar gemeint, er solle aufs Gymnasium gehen. Die neue Klassenlehrerin erwiderte jedoch, dass er dann ihrer Ansicht nach nichts auf dieser Schule zu suchen habe.

Als er später eine Zeit lang mit rasiertem Schädel umherlief, bezeichnete diese Klassenlehrerin ihn als *„kahlrasierten Puter"*. Dabei hatte er sich die Haare nur abrasiert, weil die anderen Kinder ihn für seine fettigen und schuppigen Haare gehänselt hatten. Tom passte in kein bekanntes Klischee, er benahm sich anders, bewegte sich anders und sprach anders als die anderen. Für viele war er allein aus diesem Grund eine Zielscheibe für Spott und Abwertungen.

Einmal saß Tom in der Realschule auf dem Schulhof, als sich ein türkischstämmiger Schüler in Begleitung weiterer Kinder vor ihm aufbaute, ihn am Pullover packte und sitzend auf ihn einschlug. Da Tom ohne Vorwarnung attackiert wurde, hatte er keine Chance, sich zu wehren. Als er anschließend in zerrissener Kleidung und mit einem blauen Auge gemeinsam mit dem Jungen vor dem Direktor stand, sagten die Schüler unisono aus, Tom sei ein Nazi und deshalb hätten sie ihn geschlagen. Der Direktor erwiderte, würde das noch einmal vorkommen, würden alle, Tom inklusive, von der Schule fliegen. Tom empfand diese Strafe als äußerst ungerecht und schämte sich, dass die anderen gerade ihn für eine solch unfaire Attacke ausgewählt hatten. Wieso sollte nun er von der Schule fliegen, obwohl die anderen mit dem Schlagen begonnen hatten? Aus seiner Sicht war es zudem vollkommen klar, dass er kein Nazi war. Aus Angst vor einem weiteren Hinterhalt und einem Racheakt traute er sich jedoch nicht, vor dem Rektor auf seine Unschuld zu pochen, und akzeptierte den Rüffel.

Frau Mayer änderte ihre Haltung Tom gegenüber im weiteren Verlauf der Schulzeit nicht. So fragte sie ihn eines Tages unvermittelt, warum er immer allein sei und keine Freunde habe. Sie wollte von ihm hören, ob er wisse, was es bedeute, „verschlagen"[8] zu sein. Ihrer Ansicht nach, so teilte sie ihm daraufhin mit, habe er einen schlechten Charakter, und man würde das daran erkennen, dass er anderen nicht in die Augen sehen würde. Es würde ihm daher recht geschehen, wenn andere ihn nicht mögen und mobben würden. Zudem erhielt der Junge, der ihn in der Klasse am stärksten ärgerte, für sein Sozialverhalten die Note 1. Tom hingegen erhielt die Sozialnote „mangelhaft", was auch damit begründet wurde, dass der andere Junge ihn nicht möge. Tom fühlte sich auf diese und ähnliche Weise mehrfach von seiner Lehrerin gedemütigt, sodass sich streckenweise eine große Schulangst entwickelte.

Zu dieser Zeit war Tom mehr als in den Jahren zuvor auf der Suche nach Gemeinsamkeit und Freundschaft. Dieses Bedürfnis entwickelte sich stetig in ihm, da er intuitiv spürte, dass ihm etwas fehlte. In der Orientierungsstufe war es bereits schwerer geworden, Kontakte zu anderen Kindern zu knüpfen. Bis zu diesem Zeitpunkt beschränkten sich seine sozialen Erfahrungen vor allem darauf, gemeinsam Blödsinn zu machen oder sich zu schlagen. Er war nun aber in einem Alter, in dem fortgeschrittene soziale Kompetenzen erforderlich waren, um

---

8 Jemand, der als „verschlagen" wahrgenommen wird, gilt als unehrlich, heimtückisch oder gerissen.

sich zu behaupten oder einen Platz in der Gemeinschaft zu finden. Zudem hatte er sich ja geschworen, mit dem Schlagen aufzuhören. Mit der Interpretation des Sozialverhaltens seiner Gleichaltrigen tat er sich häufig schwer. So stellte Tom zum Beispiel zu Beginn der Realschulzeit fest, dass er mit abfälligen Äußerungen über seine Eltern seine Mitschüler belustigen konnte. Er dachte sich daraufhin irgendwelche dummen Sprüche über seine Eltern aus und freute sich, dass die anderen darauf mit Gelächter reagierten, auch wenn es ihn verwunderte. Dass seine Mitschüler seine unangemessenen Aussagen peinlich fanden und nicht mit ihm, sondern *über* ihn lachten, war ihm nicht bewusst.

Dumme Sprüche brauchten auch dumme Sprache, folgerte Tom. Er begann also im weiteren Verlauf, sich möglichst dumm zu stellen und eine reduzierte, einfache Wortwahl zu verwenden, obwohl er sprachstilistisch den Gleichaltrigen mit seiner geschliffenen Sprache immer weit voraus gewesen war. Er schraubte seine Sprachfähigkeiten so weit zurück, dass er kaum noch imstande war, einen korrekten, vollständigen Satz zu formulieren. Diese verdrehte Anpassungsleistung kostete ihn die Fähigkeit, jemals wieder auf dieselbe Art und Weise reden zu können, wie er das vor dieser Phase konnte. Seine sonstigen schulischen Leistungen verschlechterten sich in dieser Zeit ebenfalls sehr. Sich dumm zu stellen und sich entsprechend so zu fühlen, führte zwar dazu, ein bisschen mehr zur Gruppe dazuzugehören, hatte aber einen hohen Preis. Zum anderen machten Tom seine mangelnden exekutiven Funktionen[9] oft einen Strich durch die Rechnung. So konnte er sich beispielsweise nicht auf das Vokalbellernen konzentrieren, wenn die Sprache ihn nicht interessierte (und das tat sie nie). Regelmäßig war er verblüfft darüber, wie andere zehn oder mehr Vokabeln innerhalb weniger Tage lernen konnten. Er selbst vermutete, man bräuchte dafür selbst bei höchster Konzentration oder einer Hochbegabung mehrere Wochen oder Monate. Dementsprechend fielen auch seine Zensuren aus.

Schlechte Noten, vereinfachte Sprache und eine völlige Umstellung seiner Kleidung führten schließlich dazu, dass Tom in der Schule für einen kurzen Zeitraum ein Sozialleben entwickelte oder zumindest

---

9 Exekutive Funktionen umfassen zum Beispiel die Fähigkeit, Dinge zu planen, sich selbst und das eigene Verhalten zu regulieren, Entscheidungen zu treffen, Inhalte im Gedächtnis zu behalten, sich zu organisieren, flexibel zu handeln.

phasenweise bei einigen dazugehörte. Er war jetzt circa zwölf oder dreizehn Jahre alt. Tom begriff, dass man Markenklamotten tragen musste, um akzeptiert zu werden, und lief in weiten Hosen („baggy pants“) und bunten Klamotten herum. Am ersten Tag fiel ihm diese Umstellung nach Jahren des „Schwarz-Tragens“ sehr schwer, aber er wurde dafür belohnt: Als er das Schulgelände betrat, standen die Klassenkameraden an einer Tischtennisplatte auf dem überdachten Teil des Schulhofs, und sobald sie ihn sahen, drehten sich alle zu Tom um und bejubelten seinen neuen Look. Er empfand den Jubel in diesem Moment als aufrichtig und erlebte zum ersten Mal so etwas wie ein Gemeinschaftsgefühl, auch wenn ihm die Aufmerksamkeit durchaus unangenehm war. Er fand auf diese Weise für eine gewisse Zeit auch drei Freunde, mit denen er nachmittags in die Stadt ging und die Gegend unsicher machte. Die vier Jungen ärgerten eine Oma in einem Süßwarengeschäft oder warfen Eier gegen Schaufenster. Das Sozialleben berauschte ihn, auch wenn er eigentlich wusste, dass seine Streiche moralisch verwerflich waren.

Toms Interesse an Markenkleidung entwickelte sich schnell zu einem regelrechten Spezialinteresse. Jeden Nachmittag nach der Schule besuchte er künftig die angesagten Läden seiner Stadt und probierte Kleidung an. Er fokussierte sich genauestens auf die Stoffe, Nähte und Logos. Schnell entwickelte er ein Gespür dafür, die coolsten Klamotten der Schule zu tragen. Dabei half ihm seine noch immer üppige finanzielle Ausstattung durch den Vater. Diesen nervte er regelmäßig mit seinen langen Monologen über die neuste Kleidung, die mehrere Stunden dauern konnten. Er kaufte sich außerdem diverse Silberketten und Ringe und ahmte die amerikanischen Hip-Hop-Künstler nach, deren Musik er seit Kurzem hörte. Die Musik gab ihm Selbstvertrauen. Wenn er stundenlang mit Kopfhörern in seinem Zimmer im Kreis umherlief und dieselben Lieder in Dauerschleife hörte, fühlte er sich wie ein richtiger „Gangster“. Allerdings war er sich auch bewusst, dass seine neue Identität mehr als ein bloßer Selbstzweck war. Denn wer keine Markenklamotten trug oder uncool war, blieb allein und musste leiden. So stellte es sich ihm zumindest dar. Das wollte Tom um jeden Preis vermeiden.

Etwa zur selben Zeit, während sein Interesse an Äußerlichkeiten wuchs, begann Tom auch mit dem Krafttraining, anfangs in seinem Kinderzimmer mit den väterlichen Hanteln, später im Fitnessstudio.

Autistische Spezialinteressen

Die meisten Menschen im Autismus-Spektrum verfügen über ein besonderes Interesse oder demonstrieren ein wiederkehrendes, gleichförmiges Verhalten. Diese sich wiederholenden Verhaltensweisen oder die eng umrissenen Themengebiete werden im ICD-11 unter „anhaltend eingeschränkte, sich wiederholende und unflexible Verhaltensmuster, Interessen oder Aktivitäten, die für das Alter und den soziokulturellen Kontext der Person eindeutig untypisch oder übertrieben sind" (ICD-11) subsummiert (World Health Organization 2024).

Spezialinteressen können bereits ab einem Alter von zwei oder drei Jahren auftreten und alle möglichen Themenbereiche umfassen. Die häufigsten Spezialinteressen betreffen die Natur und Tiere, Technik und wissenschaftliche Themen, Verkehrsmittel oder kreative Bereiche. Mädchen interessieren sich mehr für das Lesen und Schreiben von Romanen, bestimmte Figuren (Comicfiguren oder sonstige Stars, historische Figuren) oder Fantasiewelten (Attwood 2019, S. 228ff.).

Diese Interessen werden sehr intensiv betrieben, sodass die Betroffenen andere Aktivitäten komplett ausschließen oder darüber sogar das Essen und alles andere vergessen. Sie möchten ausschließlich über ihre Themengebiete sprechen, monologisieren darüber und merken nicht, wenn sich andere nicht auf dieselbe Weise für ein Thema begeistern können oder über etwas anderes sprechen möchten (Remschmidt 2008, S. 48).

Spezialinteressen lösen Freude und Entspannung aus, erfüllen aber meistens keinen weiteren Zweck. In späteren Lebensphasen kann es sein, dass die Betroffenen an ihre Interessen anknüpfen und sie zu ihrem Beruf machen oder in eine andere Tätigkeit integrieren können. In vielen Fällen eignen sich diese Interessen dafür allerdings nicht, da sie oft „eng umrissen" sind und sich nicht immer auf andere Themen erweitern lassen (Attwood 2019, S. 228ff.).

Wenn ein Spezialinteresse keine Freude mehr bereitet, sondern die Person sich mit dem Thema (oder einem Detail) obsessiv befassen „muss", kann ein Spezialinteresse in eine Zwangsstörung übergehen (Strunz et al. 2013). Die Person ist dann zunehmend von ihrem eigenen Drang belastet. Hier muss also deutlich unterschieden werden, ob ein Spezialinteresse noch Spaß, Freude und Entspannung bietet, oder ob es sich bereits zu einem Zwang ausgewachsen hat.

Dabei studierte er akribisch die damalige Trainings- und Ernährungslehre im Internet. Tom war es wichtig, besser auszusehen und stärker zu werden. Er wollte die anderen Kinder im Armdrücken besiegen können, zumal er im Sportunterricht immer sehr schlecht war. Er konnte weder Bälle fangen noch Fußball spielen. Von den anderen wurde er dafür oft gehänselt oder beschimpft, weil sie seinetwegen beim Fußballspielen verlieren würden. Jetzt aber würde er es allen zeigen. Er entwickelte erst einen Abnehmwahn, bei dem er sich auf unter 50 kg herunterhungerte, und anschließend eine Fresssucht, weil er sich zu schmächtig fühlte. Einmal aß er nur Proteine, dann wieder trank er pures Öl aus der Flasche. Er bekam dadurch Dehnungsstreifen am ganzen Körper, die er als sehr unschön empfand (später, mit Anfang 30, sollte er diesen Makel durch ein Cover-up mit Tattoos wieder korrigieren). Außerdem entwickelte er die Furcht, in seinen Trainingsfortschritten gehemmt zu werden, wenn er einige Stunden vor dem Training etwas Schweres heben würde. Dann würden seine Muskelfasern erschöpft, die Ergebnisse seiner Übungen verfälscht und es gäbe es keine objektive Leistungserfassung mehr. Aus diesem Grund vermied er es künftig, für seinen Vater Wasser- oder Bierkästen von der Wohnungstür in die Küche zu tragen oder den Müll zur Tonne vor dem Haus zu bringen. Das Anheben der Mülltüte könne bereits einzelne Muskelfasern negativ beeinflussen. Ralf deutete dieses Verhalten als Faulheit oder Provokation. Tom hingegen dachte, dass dieses disziplinierte Vorgehen notwendig war, um im Wettstreit mit den anderen mithalten und sein (soziales) Überleben sichern zu können.

Toms damalige Freundschaften waren trotz all dieser Bemühungen oberflächlich und endeten abrupt, als die anderen Jungen sich für Themen zu interessieren begannen, mit denen Tom nichts anfangen konnte. Er wollte nicht in die Disco gehen oder an Trinkspielen teilnehmen, was ein Interesse war, das die anderen langsam entwickelten. Tom wollte sich lieber weiterhin mit den Themen seiner Kindheit beschäftigen oder über Markenklamotten reden. Von diesem Zeitpunkt an, ungefähr ab der neunten Klasse, war Tom in den Augen der anderen nicht mehr besonders cool, sondern wieder ein Sonderling.

Obwohl Tom wenig Interesse am Socializing der anderen hatte, zeigte er nach und nach und trotz seiner Außenseiterposition ein großes Interesse am weiblichen Geschlecht. Er erinnerte sich zurück an den ersten Tag im Kinderhort und an Nicole, für die er, wenn auch nur kurz, eine starke Anziehung empfunden hatte. Eine solche Anziehung empfand er nun auch für andere Mädchen, zum Beispiel seine Klassenkameradinnen. Da Tom ein Computer-Spezialist war, fand er schnell heraus, wie er dieses Interesse befriedigen konnte: durch

Dating-Plattformen. Er lernte über eine solche Plattform ein Mädchen kennen, das auf seine Schule und in die Nachbarklasse ging. Sie wurde seine erste Freundin. Dieser Volltreffer glich eher einer Nadel im Heuhaufen und war nicht selbstverständlich, da die Singlebörsen um die Jahrtausendwende weit weniger regional waren als heute. Nach einigem Schreiben, bei dem sich beide bereits ineinander verliebten, kam es zu einem ersten Date im Kino. Schon von Weitem erkannte das Mädchen Tom an seinem auffälligen Gang, für den er in der Schule bekannt war. Während sie den Film ansahen, schaute Tom wie gelähmt auf ihre Hand, die er vor Schüchternheit nicht zu ergreifen wagte. Zum Glück war das Mädchen mutig genug, die Gelegenheit zu nutzen und ihre Hand auf die seine zu legen. Ein Film mit Happy-End also, auch für Tom. In den kommenden Wochen schwelgte er in glühendster Glückseligkeit. Diese schöne Zeit hielt allerdings nur drei Monate an. Dann warf ihm seine Freundin vor, dass ihm seine Kleidung wichtiger wäre als die Beziehung. Wollte sie sich zum Beispiel aufs Bett werfen oder mit ihm auf der Wiese sitzen, argumentierte Tom, dass er dadurch Falten oder Grasflecken in den Jeansstoff seiner Hose bekommen könne. Tom empfand die Vorwürfe als ungerecht und fühlte sich missverstanden. Sie mied es daraufhin, ihm zu begegnen, und antwortete nicht mehr auf seine E-Mails. Das jähe Ende verletzte Tom, der sich besser auf den Umgang mit Computern als mit Menschen verstand. In den kommenden Wochen harrte er fast täglich über Stunden vor ihrem Wohnhaus, in der Hoffnung, sie zu sehen. Er fühlte einen unglaublichen Schmerz, den er noch nie zuvor verspürt hatte. Er hätte alles dafür gegeben, ihr ein letztes Mal begegnen und mit ihr reden zu können. Doch sie kam nicht.

Nachdem Tom seinen ersten Liebeskummer überwunden hatte, lernte er auch weiterhin Mädchen über das Internet kennen, so dann auch seine erste „richtige" Freundin. Sie spielten zu Beginn Videospiele, trafen sich dann aber persönlich und verliebten sich. Die Beziehung hielt viereinhalb Jahre, bis es zu einem Vorfall kam, der bei Tom starke Eifersucht auslöste. Diese Eifersucht kanalisierte er in Kontrollzwängen, die er bereits als Kind entwickelt hatte, und die sich in den darauffolgenden Jahren in diversen Ausprägungen bemerkbar machten. So kontrollierte er nicht nur geschlossene Türen, sondern auch das Verhalten seiner Partnerin. Dabei plagte Tom immer wieder eine große

Unwissenheit im Hinblick auf ihr Verhalten. Er wollte von ihr wissen, was sie genau täte, wenn sie sich mit ihren Freundinnen träfe. Die Antwort, sie verbrächten einfach nur Zeit zusammen oder unterhielten sich, befriedigte ihn nicht. Er konnte sich beim besten Willen nicht vorstellen, warum Menschen so etwas tun sollten. Er fragte nach den genauen Sachgründen oder Motiven ihrer Zusammenkünfte. Als er solche Sachgründe nicht benannt und aufgelistet bekam, war er sich sicher, seine Freundin würde ihm die wahren Gründe für ihre Treffen verschweigen. Er empfand die Vorstellung als absurd, dass sie sich ohne äußeren Aufhänger und praktisch grundlos mit anderen treffen würde. Dies nahm ihn emotional sehr mit und er fragte sich, wieso sie ihn so schamlos und plump belügen würde. Die ewigen Fragen hielt seine Freundin nicht lange aus und trennte sich daher von Tom, blieb aber noch zwei weitere Jahre mit ihm befreundet. Sie begleitete ihn über viele Jahre seiner Realschulzeit und war auch noch an seiner Seite, als er seine spätere Ausbildung bei Karstadt begann und im Anschluss erstmalig in der Psychiatrie landete. Schließlich beendete Tom die Freundschaft mit der Begründung, sie und er würden zu verschieden über die Welt denken. Bis heute hat Tom sie aber noch in guter Erinnerung.

Geliebter Feind

Zur selben Zeit als Tom seine erste „richtige“ Freundin kennen und lieben lernte, verschlechterte sich die Beziehung zu seinem Vater zunehmend. Die Veränderungen, die aus dem ehemals engen, liebevollen und freundschaftlichen Verhältnis zwischen Tom und seinem Vater eine ambivalente, am Ende fast schon hasserfüllte Beziehung machen sollten, kamen schleichend. Auch Toms Vater lernte nun eine Frau im Internet kennen. Ihr Name war Petra und sie stammte aus der ehemaligen DDR. Mit der schlanken und klugen Frau mit den kurzen dunkelbraunen Haaren lebt er bis heute in einer Beziehung. Schon nach nicht allzu langer Zeit zog Petra zu Ralf nach Braunschweig. Sie brachte ihren Sohn Ronnie mit, der nur ein paar Jahre älter als Tom, aber Toms Eindruck nach schon fast erwachsen war.

Petra zog zunächst in eine Wohnung in der unmittelbaren Nachbarschaft. Später nahm sie eine Wohnung in demselben Haus wie Ralf, bei dem sie insgesamt sehr viel Zeit verbrachte. Tom lief ihr ab und zu über den Weg, öffnete sich aber nicht für persönliche Gespräche oder Aktivitäten mit ihr und seinem Vater. Er kam immer mehr in die Pubertät und hatte seine eigenen Sorgen.

Aus diesem Grund fiel der Hund, den Petra mitbrachte, für Tom mehr ins Gewicht als die Tatsache, dass sein Vater nun eine neue Freundin hatte. Tom empfand Hunde als außerordentlich unangenehm. Das hatte nichts damit zu tun, dass er nicht tierlieb war. Der Geruch des Hundes störte ihn so sehr, dass er davon Kopfschmerzen bekam. Die Haare und der Speichel des Tieres schürten massive Aversionen. Als der Hund sich eines Tages auf dem Flurteppich erbrach, konnte er die Stelle nur noch hüpfend überqueren. Er kämpfte noch immer mit seinem Waschzwang und allein der Gedanke an die Partikel und Atome des Erbrochenen machten ihn verrückt. Also nahm er Anlauf und sprang fortan in großem Bogen über die Stelle. Ralf, der in seiner Jugend bis zum späteren Erwachsenenleben selbst mit *„leichten Zwangsneurosen*“[10] zu kämpfen hatte, verstand Toms Marotten nicht und machte den einen oder anderen Scherz darüber. Toms Vater war nie ein Mann, der jedes ungewöhnliche Verhalten gleich pathologisieren oder daraus ein Problem machen würde. Er hatte immer einen etwas lässigeren Blick auf „abweichendes Verhalten“ gehabt. Er musste zwar auch nachts fünfmal aufstehen, um zu kontrollieren, ob die Türen abgeschlossen waren, aber sein Leidensdruck war überschaubar. Für ihn waren Zwänge etwas, womit man fertigwerden konnte und was man folglich nicht überstrapazieren musste.

Vorfälle wie diese häuften sich in dieser Zeit. Ralf, der einst wie *„ein Knack und ein Back*“[11] mit Tom gewesen war, beobachtete, wie sein Verhältnis schnell und heftig ins Negative umschlug. Aus seiner Sicht war die einsetzende Pubertät ein wichtiger Aspekt dieser Veränderung. Vielleicht, so fragte er sich, war das Verhältnis immer zu freundschaftlich, zu wenig formell gewesen. Vielleicht zu wenig „Vater und Sohn“. Ralf stellte viel Unzufriedenheit bei Tom fest hinsichtlich von Dingen, mit denen er zuvor immer einverstanden gewesen war. Er beobachtete eine gewisse Ruhelosigkeit bei seinem Sohn, wenn Dinge nicht so funktionierten, wie sie sollten. In früheren Zeiten war Tom gelassen gewesen und hatte sich bei Misserfolgen gesagt, dass er es dann eben einfach noch einmal versuchen würde. Ralf fand diese Strategie immer gut. Die Gelassenheit war irgendwann vorbei. Lief etwas gegen den Strich, rastete Tom aus. Ralf hatte Schwierigkeiten, damit umzugehen. Manchmal ärgerte er sich über Tom und kommunizierte seine fast überkochenden Gefühle. Tom hörte dann aber mit seinen Streitereien oder Provokationen nicht auf. Das waren Momente, in denen Ralf ab und zu unangemessen überreagierte.

Tom hatte kein wirkliches Interesse daran, sich zu seinem Vater und Petra ins Wohnzimmer zu gesellen, um dort fernzusehen oder Smalltalk zu führen, geschweige denn, etwas mit ihnen zu trinken. Er beschränkte sich darauf, Petra zu begrüßen und in sein Zimmer zu verschwinden, wenn er von der Schule nach Hause kam. Bald empfand er Petra als

---

10 Ralf Harrendorf, Gespräch am 04.04.2024

11 Ralf Harrendorf, Gespräch am 04.04.2024

ablehnend ihm gegenüber. Er vermutete, es lag an der mangelnden Aufmerksamkeit, die er ihr zukommen ließ. Wenn sie morgens am Frühstückstisch saß, als Tom aus seinem Zimmer kam, um vor der Schule in der Küche etwas zu essen, missfiel ihm das. Er wollte nicht reden, sondern in Ruhe seiner Routine nachgehen. Er fühlte sich beobachtet. Manchmal lagen Petras Sachen an Orten, an denen seine Sachen sonst lagen. Er hatte nichts gegen Petra persönlich, aber sein morgendliches Kommunikationsbedürfnis mit ihr ging gegen null.

Ralf war generell misstrauisch Menschen gegenüber, was sich mit der Zeit auch zunehmend auf sein Verhältnis zu seinem Sohn auswirkte. Diese Charaktereigenschaften potenzierten sich außerdem, wenn Ralf Alkohol konsumierte. Tom kannte das Verhalten bereits aus früheren Zeiten, in denen Ralf ihm gegenüber argwöhnisch, zynisch und aggressiv geworden war. Handgreiflich wurde er jedoch nie. Die Situation wurde zunehmend angespannter, als Tom sich mehr und mehr von den beiden gestört fühlte. Sein Schlafzimmer grenzte an das Wohnzimmer, in dem sie abends fernsahen, laut Musik hörten, gemeinsam tranken, lachten und sich unterhielten. Tom wollte Punkt einundzwanzig Uhr zwanzig ins Bett gehen und schlafen, da er morgens zeitig aufstehen wollte. Wenn Tom nicht pünktlich einschlafen konnte, lag er meistens die ganze Nacht über wach und war am nächsten Morgen nicht fit für den Schultag. Zur richtigen Zeit einzuschlafen, war für ihn deshalb von großer Wichtigkeit. Er stürmte mehrmals aus seinem Zimmer, um sich über den Lärm zu beschweren, aber ohne Erfolg. Sein Vater zog manchmal gegen dreiundzwanzig Uhr den Stecker seiner Kopfhörer aus der Stereoanlage, wodurch diese laut aufdröhnte und Tom abermals geweckt wurde. Das war besonders ärgerlich, da Tom oft Stunden benötigte, um einzuschlafen, und wenn er es gegen dreiundzwanzig Uhr dann endlich geschafft hatte, fühlte sich das unfreiwillige Aufgewecktwerden wie Folter an. Tom unterstellte seinem Vater in solchen Momenten blanke Absicht. Er versuchte, sich Ralf gegenüber verständlich zu machen, der die Absicht bestritt, aber die Konflikte spitzten sich zu.

Aber nicht nur die Musik und die lauten Gespräche hielten Tom abends wach. Auch der Hund machte Krach, wenn er im Nebenzimmer nachts herumsprang und bellte. Zudem kam es vor, dass Ralf einige „Chat-Freunde“ aus dem Internet am Wochenende zu sich einlud,

Autismus und Rituale/Routinen

Routinen, Regelmäßigkeit und sich wiederholende Handlungen sind wichtige Merkmale einer Autismus-Spektrum-Störung (World Health Organization 2024). Routinen und Rituale geben Sicherheit und sind verlässliche Anker. Sie verleihen dem Alltag eine Struktur und Regelmäßigkeit, die wohltuend ist und dafür sorgt, dass das Leben einer Person im Spektrum reguliert wird (Attwood 2019, 292f.). Einige Menschen essen täglich das Gleiche und/oder immer zu festen Zeiten. Andere schauen sich regelmäßig um eine bestimmte Uhrzeit eine Serie an oder treiben Sport immer nach demselben Muster oder gehen zu festen Zeiten schlafen.

Werden diese festen Strukturen durch äußere Ereignisse unterbrochen, so kann es dazu führen, dass eine Person in großen Stress gerät (Attwood 2019, 292f.). Die Verlässlichkeit ist durchbrochen und spontane Veränderungen lösen Angst aus. Der Mensch im Spektrum hat Probleme, sich auf Neues einzustellen, daher kann er auch selten spontan handeln. Veränderungen, die für neurotypische Menschen keinen Anlass zur Sorge geben und ganz selbstverständlich in den Tagesablauf integriert werden, lösen bei Autisten zeitweise regelrechte Panikzustände aus. Flexibilität ist keine Stärke von Menschen im Autismus-Spektrum.

die dann abends laut gemeinsam feierten. Unzählige Male beschwerte Tom sich, bat den Vater, mit seiner Freundin in ihre benachbarte Wohnung zu gehen, aber vergeblich. Die Streitigkeiten des Lärms wegen eskalierten zunehmend. Tom fühlte sich nicht gesehen, während Ralf den Eindruck hatte, sein Sohn inszeniere seine Bedürfnisse in der Absicht, ihn zu provozieren.

Tom war während seiner Schulzeit aufgrund des Mobbings, das noch immer anhielt, sehr belastet. Er wandte sich hilfesuchend an seinen Vater, der ihm den Rat gab, die mobbenden Mitschüler zu ignorieren. Er dachte, Tom habe auf die Ärgernisse der Gleichaltrigen zu empfindlich und egoistisch reagiert. Abgesehen davon dachte Ralf, dass man mit diesen Dingen wie in der Wildnis einfach klarkommen müsse.

In dem Maß, wie Ralf seinen Sohn immer weniger ernst nahm, stiegen Toms selbstverletzende Verhaltensweisen, mit denen er versuchte, Gehör zu finden. Da er sich als Kind geschworen hatte, niemandem mehr ein Haar zu krümmen, musste er seine Aggressionen gegen sich selbst richten. Dabei verletzte er sich zunehmend stärker mit einer Teppichklinge, die er aus dem väterlichen Werkzeugkasten entnommen hatte. Später kaufte er die Klingen auch selbst im Baumarkt. Wenn er

Autismus und emotionale Gegenseitigkeit

Ein Kriterium der Autismus-Diagnose ist die „mangelnde Reziprozität", die fehlende Wechselseitigkeit (World Health Organization 2024; Attwood 2019, S. 161). Diese bezieht sich nicht nur auf Interaktionen allgemein, sondern im Speziellen auch auf den reduzierten Austausch von Emotionen. Viele Menschen im Autismus-Spektrum zeigen auch kaum oder gar kein Interesse für das, was andere Menschen interessiert. Da es ihnen oft keine Freude bereitet, anderen zuzuhören, oder sie deren Emotionen nicht aufnehmen können, sind sie gern für sich allein. In der Stille können eigene Interessen am besten genauso verfolgt werden, wie die Person im Autismus-Spektrum es für sich braucht. Andere Menschen können stören, wenn eine autistische Person ihren Routinen nachgehen möchte oder sich gedanklich/greifbar mit ihren Spezialthemen beschäftigt (Attwood 2019, S. 71f.). Laut Aussage vieler Betroffener sind spontane Interaktionen für sie oft nur schwer durchführbar. Sie berichten, dass sie meist nur wenig Interesse an anderen Menschen haben, es sei denn, diese teilen dieselben Interessen und/oder Vorlieben der autistischen Person.

sich damit ritzte[12], verspürte er für einen kurzen Augenblick ein Gefühl von Frieden[13]. Er empfand diese Verletzungen als eine Art Selbstfürsorge. Dann sprach er die Worte „Ich hab' dich lieb" zu sich selbst. In den kommenden Jahren wurde er auch kreativer mit seinen Verletzungen. In seinen Gedanken erträumte er sich alle möglichen Wege, sich selbst zu malträtieren. So könnte er sich zum Beispiel die Zähne am Waschbecken herausschlagen. Allein seine Angst, durch den entstehenden körperlichen Makel einen Nachteil in der „evolutionären Selektion"[14] zu erfahren, hielt ihn davon ab. Er wollte sich nicht selbst wichtige Ressourcen untergraben, die er brauchte, um in der Welt bestehen zu können. Ein anderes Mal wollte er sich die Trommelfelle mit einem Wattestäbchen zerstechen, um endlich Schluss zu machen mit

12 Ritzen ist eine Form der Selbstverletzung, bei der Menschen sich mit einer Klinge, einem Messer etc. schneiden.

13 Selbstverletzungen haben häufig keine suizidale Absicht, sondern dienen meistens der Regulation von Gefühlen. Sie schädigen aber Körpergewebe und können auch gefährlich werden. Diese Handlungen sollten keinesfalls imitiert werden!

14 Zu diesem Zeitpunkt missverstand Tom das Evolutions-Prinzip „Survival of the fittest" als persönlichen Kampf um das Überleben unter anderen Menschen. Er verstand es nicht im Sinne von Genen, die sich propagieren (= verbreiten).

der Musik aus dem Nebenzimmer. Als er im Internet gewissenhaft über die Effektivität dieser Methode recherchierte (er durfte sich keine Fehler erlauben), las er jedoch, dass Musik auch über Körperschall übertragen werde, und so ließ er davon ab.

Ralf konnte diese Verhaltensweisen zum damaligen Zeitpunkt nicht korrekt einschätzen. Ihm kam es vor, als wolle sein Sohn mit seinem Verhalten auf sich aufmerksam machen und sich an ihm abarbeiten[15]. Er nahm an, Tom habe das zur damaligen Zeit aufgekommene Ritzen für diese Zwecke für sich entdeckt, möglicherweise aus Skandalsendungen im Fernsehen.

„Das ging dann schon über meinen Verstand hinaus. Dem konnte ich nicht mehr folgen“, so Ralf.[16] Toms Vater wurde immer hilfloser und ohnmächtiger.

In die Psychiatrie wollte Ralf seinen Sohn aber immer noch nicht schicken, da er wiederum Angst bekam, er würde in ein Heim kommen oder ihm weggenommen werden. Diese Angst übertrug er auch auf seinen Sohn. Ralf empfand sich als Hauptgegner Toms, der außerhalb der Wohnung – aus seiner Sicht – sozial durchaus verträglich war. Die soziale Unverträglichkeit kämpfte sein Sohn seiner Ansicht nach nur mit ihm aus. Auf eine gewisse Weise beruhigte ihn das. Er dachte, es wäre erst dann richtig schlimm, wenn sich das Verhalten auch nach außen zeigen würde.

Petra entwickelte ebenfalls Unsicherheiten im Umgang mit Tom. Sie forderte Ralf auf, sich härter gegen Tom zu behaupten. Die Situation hatte sich dermaßen aufgeschaukelt, dass sich niemand mehr wirklich sicher im Haus fühlte. Als Tom vierzehn oder fünfzehn Jahre alt war, schrieb Petra ihm eine persönliche Nachricht per E-Mail. In dieser Nachricht brachte sie Bedenken zum Ausdruck, Tom könnte aggressiv ihr gegenüber werden, und drohte mit Gegenmaßnahmen, sollte er ihre Befürchtung wahr machen. Tom, der nicht nachvollziehen konnte, warum er eine solche Nachricht erhielt, reagierte verständnislos. Das schriftliche Wort hatte für ihn eine stärkere Wirkungskraft als das (aus seiner Sicht oft impulsiv) Gesprochene, weshalb ihm die Nachricht

---

15 *Sich abarbeiten* ist hier im Sinne von seelischer Anstrengung gemeint, die in der Auseinandersetzung mit einer Person unternommen wird.

16 Ralf Harrendorf, Gespräch am 04.04.2024

emotional sehr naheging, da er sie für wohldurchdacht und bewusst gesteuert hielt. Tom hatte niemals vor, Petra Gewalt anzutun, er hatte sie kaum wahrgenommen und interessierte sich nicht für sie. Ihre Vorwürfe wirkten für ihn wie aus der Luft gegriffen. Er schrieb ihr zurück, er würde die Nachricht an seinen Vater weiterleiten, und fügte seinerseits, aus Trotz, auch einige Drohungen hinzu. Tom fühlte sich damit im Recht. Er meinte das nicht wörtlich, aber es illustrierte seine Verzweiflung und den Wunsch nach Verständnis und Solidarität mit seinem Vater. Diese bekam Tom seinem Empfinden nach aber nicht.

Die ganze Situation führte dazu, dass Tom immer depressiver wurde. Er versuchte über einen langen Zeitraum, sich an einen Punkt zu bringen, an dem er sich würde töten können. So stand er am Fenster, starrte nach draußen und wollte sich dazu motivieren, sich einfach herunterfallen zu lassen. Doch Tom war zu rational, um eine solche Selbsttötung durchzuführen, da er den spontanen emotionalen Impuls dazu nicht aufbrachte. Er war nicht in der Lage, sich zu töten, obwohl er viele Jahre lang jeden Tag und jede Stunde das Verlangen hatte zu sterben. Er fühlte sich im Leben eingesperrt. Seine Jugend war ein Fiebertraum der Suizidalität.

Ronnie

Trost und Beistand spendete Tom in dieser Zeit sein neuer „Bruder“ Ronnie, Petras Sohn. Dieser war bereits eine ganze Weile drogenabhängig. Er war Polytoxikomane[17] und identifizierte sich als Punk. Er hatte eine hagere, ausgezehrte Gestalt und man sah ihm seinen Konsum bereits deutlich an. Nachdem Petra mit ihm nach Braunschweig gezogen war, wohnte Ronnie nur eine Straße von Tom entfernt. Petra und Ralf warnten Tom anfangs inständig vor ihm. Sie wollten verhindern, dass er sich das kriminelle Suchtverhalten abschaute. Ronnie hatte bereits mehrere Anzeigen wegen Diebstahl und Einbruch erhalten.

Doch eines Tages klingelte Ronnie bei Tom und stellte sich als Sohn der neuen Freundin vor. Zunächst war Tom skeptisch, hatte Angst, dass Ronnie ihm etwas klauen oder ihn auf andere Weise bedrohlich angehen würde, da er äußerlich durchaus furchterregend wirkte und er viel Schreckliches über ihn gehört hatte. Aber Ronnie hatte nicht vor, sich abweisen zu lassen, sondern kam immer mal wieder bei Tom vorbei, wenn ihm langweilig war. Tom fehlten seinerseits die sozialen Kompetenzen, um ihn abzuweisen. So ergab es sich, dass Ronnie häufiger vorschlug, gemeinsam etwas zu unternehmen, und Tom einfach mitnahm. Ronnie hatte sein Geld meistens am Monatsanfang bereits für Drogen ausgegeben, weshalb er oft Hunger hatte. Da Tom hingegen mit seinem Geld gut haushalten konnte, lud er Ronnie des Öfteren zu asiatischen Nudeln oder Döner ein. Die ersten Treffen überforderten Tom, da er oft nicht wusste, wie er auf Ronnie und seine offene Art reagieren sollte. Er wünschte sich eine Art Gebrauchsanleitung oder Drehbuch, die es nicht gab. Doch da Ronnie immer wieder kam, bauten sich Toms Hemmungen langsam ab. Ab und zu gingen die beiden nicht nur zusammen etwas essen, sondern Ronnie schlug vor, noch ein bisschen in den Park zu

---

17 Polytoxikomanie nach F. 19.2 beschreibt nach ICD-10 multiplen Substanzgebrauch, eine Mehrfachabhängigkeit und Medikamentensucht.

gehen und einige Leute zu treffen. Obschon Tom sich in diesen Momenten unsicher und ängstlich fühlte, wurde er von den Freunden offen und freundlich empfangen. Sie nahmen ihn, wie er war. Nach und nach wurde das Leben in den Straßen und Parks zu seiner neuer Lebensrealität. Während er früher alleine vor seinem Computer saß, hatte er nun eine gewisse Art von sozialem Zirkel fernab des Internets. Er wurde in ein anderes Milieu katapultiert, was ihm eine neue Tür aufstieß, und ihn zwang, den Platz am Computertisch für einen Platz innerhalb einer Gruppe aus Menschen zu ersetzen. Dieses Milieu bestand aus Ronnies Straßenfreunden, von denen viele später auch zu Toms Freunden werden sollten.

Der jugendliche Tom war sehr schüchtern, zurückgezogen und sozial unsicher, dafür aber sehr strukturiert, während Ronnie impulsiv, chaotisch und extrovertiert war. Tom bewunderte die sozialen Kompetenzen, die Ronnie wie selbstverständlich zu besitzen schien und die ihm überall die Türen öffneten. Die ungleichen Freunde wurden aber durch denselben Musikgeschmack und ähnliche Grundwerte wie eine misanthrope und depressive Sicht auf die Dinge verbunden. Sie konnten stundenlang über die Gesellschaft reden und Kritik an ihr üben. Dazu hörten sie deutsche Rap- und Hip-Hop-Künstler, die über Suizid und das Straßenleben rappten. Beide hatten Ausgrenzung und Ablehnung erfahren, gegen die sie sich nun verbrüderten. Aber auch das Feindbild den beiden Elternteilen gegenüber teilten sie, da sich auch Ronnie von seiner Mutter zurückgelassen fühlte. Da Tom seinerseits mit Petra schlechte Erfahrungen gemacht hatte, identifizierte er sich auch mit Ronnies Schmerz. Die beiden Freunde konnten über alles miteinander reden, über wirklich jedes Detail ihrer Geschichten, wobei schwarzer Galgenhumor sie entlastete. Schwarzen Humor sahen sie dabei auch als eine Anklage von Missständen, da das, worüber sie spotteten, ja eigentlich von ihnen angeprangert und in Scherzen verarbeitet wurde. Niemand musste also etwas verdrängen, es gab keine Zensur und alles durfte zwischen ihnen geteilt werden.

Ronnie lebte auch äußerlich im völligen Chaos. Als Tom ihn einmal in seiner Wohnung aufsuchte, war die Tür eingetreten und lehnte offen im Rahmen. Ronnie war nicht zu Hause und als Tom die Wohnung betrat, klebten seine Schuhe am Fußboden fest. Überall war Schmutz, alles war verklebt und zugemüllt. Vertrocknete Essensreste lagen auf dem Tisch, sodass Tom sich ein altes Toastbrot nahm, um dem Bruder eine Nachricht darauf zu schreiben, dass er ihn nicht angetroffen hatte. Hin und wieder wurde Ronnies Wohnung auch von Fremden oder Freunden belagert, die Unterschlupf suchten. Ronnies Tür stand jedem jederzeit sperrangelweit offen (im wahrsten Sinne des Wortes).

Ronnie führte Tom in Gruppen unterschiedlicher Gesinnung und Couleur ein, deren Haltungen Tom sich nicht zwangsweise zu eigen machte, die ihn aber lehrten, sich unter Menschen zu bewegen und zurechtzufinden. Den Gruppenmitgliedern war bewusst, dass es Andersdenkende gab, aber es wurde eine gegenseitige Toleranz geübt. Oft entstanden auch Freundschaften trotz unterschiedlicher politischer Gesinnungen. In dieser Atmosphäre fühlte Tom sich das erste Mal verstanden und angenommen. Er durfte einfach er selbst sein. Alle hatten eine gemeinsame Mission, nämlich das als ungerecht empfundene System, so wie es damals war, abzuschaffen. Wie ein jeder das neue, bessere System fantasierte, spielte zunächst keine Rolle. Diese damaligen Eindrücke haben ihn nachhaltig geprägt. Noch heute denkt er an diese Zeit zurück, wenn in den Medien oder von politischen Gruppen die Ausgrenzung des jeweils anderen gefordert wird.

Tom war zwar mittendrin, aber nicht bei allen Aktivitäten dabei. Er blieb partiell auch distanzierter Beobachter, ließ sich von der Gruppe tragen und fühlte sich beschützt. Man achtete ihn für seine Prinzipien und seine Standhaftigkeit. Auch wenn, nach außen betrachtet, viele Gruppenmitglieder starke Schwierigkeiten ausstanden oder verursachten, färbte deren Einfluss auf Tom durchgängig eher positiv ab. In einem sehr chaotischen Umfeld lernte er Flexibilität. Er musste sich auf viele Gruppenmitglieder, unterschiedliche Auseinandersetzungen und Lebensphilosophien einstellen, was ihm einen enormen Sprung nach vorne hinsichtlich seines eigenen Sozialverhaltens ermöglichte. Bis heute prägt ihn diese Haltung gegenseitigen Respekts und das tolerante Miteinander der damaligen Zeit. Tom lernte, dass niemand gezwungen werden konnte, seine Grundüberzeugung aufzugeben, und dass Ausgrenzung und Anfeindung immer nur zu noch stärkerer Radikalisierung und Lagerbildung führten. Hinsichtlich andersdenkender Menschen hatte Tom Nachsicht entwickelt.

Einen weiteren Vorteil konnte Tom aus der Zeit mit seinem Bruder und Freund ziehen: Das Mobbing, dem er während der Schulzeit ausgesetzt war, erschien im Vergleich zu dem, was Tom fortan erlebte und kennenlernte, an psychischer Sprengkraft abzunehmen. Er hatte es außerhalb des Schulgeländes mit deutlich anderen Kalibern als mit hänselnden und piesackenden Schulkindern zu tun. Die meisten seiner neuen Freunde waren drogenabhängig und vorbestraft, viele waren deutlich älter als er. Er lernte tiefes soziales Elend kennen, das seine eigenen Erfahrungen stark relativierte. Er wusste auch, dass Ronnie und seine Freunde ihn im Notfall verteidigen und beschützen konnten. Er begann seine Mitschüler als das zu sehen, was sie waren: als Kinder.

Sein neues Selbstbewusstsein führte dazu, dass er sich von seinen Mitschülern nicht mehr alles gefallen ließ. Zwar hatte er sich geschworen, niemandem mehr ein Haar zu krümmen. Doch wenn die anderen ihm gegenüber übergriffig würden, dürfe er sich wehren. Dies tat Tom dann auch. Als er eines Tages erneut von einem Mitschüler bis in die Braunschweiger Innenstadt verfolgt und dort geschlagen wurde, packte er den Verfolger an der Kehle und drohte ihm, ihn bei einem erneuten Übergriff abzustechen. Noch ein einziges Mal, ein einziger Schlag oder dummer Spruch und er würde ihn töten. Fortan wurde Tom nicht mehr von dem Mitschüler verfolgt.[18]

---

[18] Solche und ähnliche Konfliktlösestrategien sollen hier weder empfohlen noch verharmlost werden. Tom fehlte es damals an alternativen Verhaltensweisen, um sich vor den Übergriffen zu schützen.

Tom, der Philosoph

Die Beziehung zwischen Tom und seinem Vater hatte sich im Verlauf der Jahre stark abgekühlt. Als Tom am Ende seiner Realschulzeit war, beschimpften und bekriegten sich beide fast nur noch. Es hagelte wüste Beleidigungen und Spott. Toms Erinnerung zufolge bezeichnete Ralf ihn als dumm. Obwohl Tom, um dazuzugehören, eine gewisse Zeit Dummsein mit Coolsein gleichsetzte hatte und diese Karte gezielt ausspielte, verletzte ihn diese Bezeichnung doch. Er wusste, dass er selbst seinen Vater oft weitaus heftiger beschimpfte, trotzdem störte ihn dieser Titel extrem. Vielleicht auch deshalb, weil er sich oft missverstanden und ungesehen fühlte. Als sein Vater ihn eines Tages wieder entsprechend titulierte, entschied Tom, ihm das Gegenteil zu beweisen. Er verwies auf die vielen Bücher, die sein Vater im Buchladen und zu Hause stapelte, und forderte ihn heraus, ein beliebiges Exemplar zu ergreifen und ihm auszuhändigen. Er wolle es lesen und sich im Anschluss mit seinem Vater darüber unterhalten. Ralf griff ein Buch über das Gehirn heraus und reichte es Tom, der sich damit in sein Zimmer zurückzog. Tom las darin über das Denken, über Assoziationen, Synapsen[19], Axone[20] und Dendriten[21]. Als er damit fertig war, wollte er sich die Details, die ihm vielleicht noch nicht ganz klar waren, von seinem Vater genauer erklären lassen.

Zu Toms Überraschung konnte Ralf ihm aber nichts genauer erklären. Er wusste es schlichtweg nicht, da er, wie er sagte, gar nicht alle Bücher gelesen hatte und in diesem speziellen Fall nicht einmal wisse,

---

19 Stelle einer neuronalen Verknüpfung, über die eine Nervenzelle in Kontakt zu einer anderen Nervenzelle steht

20 Schlauchförmiger Nervenzellfortsatz, der in einer Hülle von Gliazellen verläuft und über große Distanzen Signale in Form von elektrischen Potenzialen weitergeben kann (kurz: Axon = Nervenfaser)

21 Zellfortsätze von Nervenzellen, die aus dem Zellkörper hervorgehen und vorwiegend der Reizaufnahme dienen

was Dendriten und Axone seien. Als Tom dies hörte, durchfuhr es ihn augenblicklich wie ein Blitz. Jahrelang hatte der Vater ihn verhöhnt und sich mit seinen Büchern gebrüstet. Jahrelang war Tom der Dumme gewesen – und jetzt das! Er starrte durch seinen Vater hindurch und glaubte, diesen dabei ertappt zu haben, nur so zu tun, als sei er klug. Tom fing laut an zu schreien und drohend mit dem Finger zu gestikulieren. Er konnte jetzt kaum noch an sich halten und sein Gesicht war hasserfüllt. Er schimpfte auf den Vater und mutmaßte, dass nun bewiesen sei, dass dieser ein Schauspieler und Lügner sei. Jetzt wäre alles rausgekommen und er werde es dem Vater so richtig zeigen. Sein Vater erklärte ihm daraufhin lachend, dass er natürlich nicht alle Bücher gelesen habe, dafür seien es einfach zu viele. Aber er habe die meisten davon gelesen, selbstverständlich aber auch nicht alles darin verstanden oder auswendig gelernt. Das konnte und wollte Tom nicht glauben. Daher beschloss er, ihn ein weiteres Mal herauszufordern, diesmal jedoch noch doller. Er forderte ihn auf, ihm das schwierigste und komplizierteste Buch auszuhändigen, das er besaß. Dieses Buch wollte er lesen und sich im Anschluss mit seinem Vater messen. Sein Vater überlegte eine Weile, zog dann ein Exemplar von Immanuel Kant[22] mit dem Titel „Grundlegung der Metaphysik der Sitten“ heraus und gab es ihm. Es sei vielleicht nicht das schwierigste, aber schon ziemlich schwierig, sagte er ihm.

Tom zog sich mit seiner Beute erneut zurück. Er starrte auf dem Bett sitzend auf das dünne Büchlein im gelben Einband und schlug es an einer beliebigen Stelle auf. Darin las er: „*Zweitens ist bei diesem kategorischen Imperativ oder Gesetz der Sittlichkeit der Grund der Schwierigkeit [...] ein synthetisch-praktischer Satz, a priori.*“ Tom schlug das Buch wieder zu und starrte vor sich hin. Es wurde ihm klar, dass er hier deutlich schwerere Kost in den Händen hielt als seine Schulbücher oder das Buch über das Gehirn. Es verging eine ganze Weile, bis er das Buch erneut zu öffnen begann und schließlich anfing, es von vorne bis hinten durchzulesen. Das Buch schockierte ihn. Darin las er, dass die Welt, in der die Menschen lebten, bloß eine Illusion sei, durch den Menschen

22 Immanuel Kant war ein deutscher Philosoph der Aufklärung und gehört zu den bedeutendsten Denkern der Neuzeit.

selbst konstruiert. Auch das Buch in Toms Händen sei nur eine Illusion, sowie Toms Computer, den er über alles liebte. Ferner behauptete das Buch, dass die Gedanken und Entscheidungen des Menschen nicht frei wären. Sie wären abhängig von äußeren, physikalischen Gesetzen. Das konnte Tom nicht fassen. Da der Schriftsteller, Kant, seine Aussagen jedoch logisch gut belegte, musste Tom sie schlussendlich akzeptieren. Zum ersten Mal in seinem Leben fühlte er sich *vollkommen* unwissend. Er gestand sich ein, dass alles, woran er bis dahin geglaubt hatte, möglicherweise falsch gewesen oder nur eine Facette der Wahrheit hätte sein können. Es gab mehr als nur eine, als seine (!) Wahrheit. Tom musste mehr Bücher lesen. Er musste das wahre Wesen der Welt und der Dinge ergründen. Er musste es tun, da er sonst nicht hätte ausschließen können, andere Menschen unwissentlich zu verletzen, wie es ihm bereits als Kind passiert war. Nur absolutes Wissen garantierte ihm diesbezüglich absolute Sicherheit. In den darauffolgenden Tagen ging er in die Stadtbibliothek, einen Ort, den er fortan fast als eine Art Kirche empfand. Er lieh und kaufte sich Bücher von Nietzsche und Schopenhauer, Martin Heidegger, Plato und anderen Philosophen. Er las fast alles, außer Romane, da fiktive Geschichten für ihn keinen Wert besaßen. Da die philosophischen Bücher in seinen Händen gespeichertes Wissen enthielten und somit äußerst wertvoll waren, ging er außerdem entsprechend vorsichtig mit ihnen um. Die Bücher durften nicht zerknickt oder beschmutzt werden. Wurde ein Blatt gefaltet oder hefteten sich dunkelfarbige Partikel oder Atome an ihnen an, waren die Bücher unwiederbringlich zerstört. Vor jedem Lesen wusch er sich deshalb seine Hände und wickelte die Bücher in frische Handtücher ein.

Auf seinem Computer verfasste Tom ab diesem Zeitpunkt auch eigene Artikel und Abhandlungen, sogenannte Manifeste. Diese druckte er aus und verteilte sie an seine Bekannten oder warf sie in Briefkästen. In seinen Manifesten ging es um den unfreien Willen, die Philosophie des Glücks oder darum, dass die Welt ein schlechter Ort sei. Im Alter von inzwischen siebzehn Jahren wusste Tom: Er würde für immer ein Philosoph sein. Er würde arm und bescheiden leben und sich seinen Studien widmen. Er würde sich schlussendlich gänzlich auflösen und in die metaphysische Welt des Geistes aufsteigen. Es würde sich alles ändern, für alle Zeit und bis in alle Ewigkeit.

Mit seinem alten Leben als „der Dumme“ endete auch seine Realschulzeit. Die stattfindende Abschlussfahrt in die Toskana zeigte ihm noch einmal deutlich, dass er nicht wie die anderen war. Während seine Mitschüler im Reisebus herumblödelten und Unsinn machten, las er Kant. Es war ihm wichtig, jede Gelegenheit möglichst effizient zu nutzen und keine Zeit zu verlieren, mit seinem Geist in höhere Sphären aufzusteigen. Wenn seine Mitschüler am Strand saßen, Späße machten und herumknutschten – kurz: dumm waren! –, saß er mit grimmiger Miene und voller Pathos im Liegestuhl und fühlte zunehmend Verachtung. Dieses Gefühl stieg immer weiter in ihm auf. Er verachtete dabei nicht nur die Dummheit seiner Mitschüler, sondern vor allem und ganz besonders, dass sie seine eigene Genialität nicht erkannten. Da es auch niemanden gab, der mit ihm über Kant sprechen wollte, fühlte er sich erneut ziemlich einsam. Eigentlich hätte auch er es sein müssen, den die Mädchen küssen wollten. Aber sie wollten nicht. Tom fühlte sich in diesen Tagen sehr allein. Als er im Abendrot am Strand saß und auf das Meer hinaus starrte, eines seiner Bücher im Schoß und den Faltenschlag seiner *baggy pants* wohl geordnet, stellte er sich dabei vor, ganz bis zum Ende des Horizonts hinauszuschwimmen und nie mehr zurückzukommen. Würden die anderen ihn suchen kommen? Wahrscheinlich nicht. Und wenn doch, dann sicherlich nicht für lange. Aber schließlich spielte das auch keine Rolle, denn dann war er ja sowieso schon tot. Er war auch keiner von denen, die sich mit einem Abschiedsbrief oder Ähnlichem wichtigmachen würden. Er würde einfach gehen. Doch noch bevor Tom die höchsten Sphären der geistigen Erkenntnis erklimmen konnte, gelangte er an einen anderen Ort: die geschlossene Psychiatrie.

Eine Lektion über Physik

Bevor Tom zum Philosophen wurde, hatte er nichts mehr geliebt als seinen Computer. Was lag also näher, als später beruflich damit zu arbeiten? Doch da Toms Interesse an Computern stets sehr umgrenzt war (er beobachtete die Pixel auf seinem Monitor oder stoppte die Rechenleistung mit einer Uhr; außerdem wusste er, wie man über das Internet die große Liebe finden konnte), konnte er nicht programmieren und hatte auch keine Muße, sich mit dem Programmieren zu beschäftigen. Informatiker würde er also nicht werden.

Vater Ralf unterhielt inzwischen einen eigenen Buchladen im Herzen von Braunschweig. Nach seiner Lehre zum Buchhändler hatte dieser viele Jahre als Angestellter gearbeitet, bis er das Geschäft schließlich übernahm. Manchmal besuchte Tom seinen Vater nach der Schule im Laden, um sich mit ihm zu unterhalten oder einfach nur ein wenig Zeit dort zu verbringen.

Tom war fasziniert davon, wie problemlos sein Vater sich mit den Kunden verständigte und welch freundliche, zuvorkommende Gesinnung er ihnen gegenüber hegte. Kunden waren seinem Vater zufolge immer höflich und respektvoll zu behandeln und selbst wenn jemand kein Geld hatte, war er oder sie dennoch ausführlich und korrekt zu beraten. Der Kunde war definitiv König, diesen Grundsatz hielt Toms Vater immer ein. Aber Tom registrierte auch die andere Seite der Arbeit: Bucheinkauf, Warenlieferungen, Rechnungen, Werbung. Er genoss die Vorstellung, es seinem Vater gleichzutun: kaufen und beraten, aber lieber auf Computer bezogen. Und so entwickelte Tom schon früh den Wunsch, eine Ausbildung zum Einzelhandelskaufmann zu machen.

Zwar schwächte sich Toms Interesse an Computern zum Ende der Schulzeit deutlich ab, doch da er bereits einen Ausbildungsplatz erhalten hatte, war er bereit, diesen auch anzutreten. Es war die Handelskette Karstadt, deren Spielzeug- und Uhrenabteilung ihn schon als Kind begeistert hatte. Tom verband mit Karstadt deshalb positive Erinnerungen und Gefühle. Das machte ihn umso zuversichtlicher, in seiner Ausbildung dem Mobbing und der Einsamkeit aus der Schulzeit entgehen zu können. Auch beim Vorstellungsgespräch hinterließ er einen äußerst positiven Eindruck. Da in der Realschule häufig über Vorstellungsgespräche gesprochen wurde, kannte er die zu erwartenden Fragen und dachte sich im Voraus mögliche Antworten aus, was zu einem flüssigen Gesprächsablauf führte. Sein dafür zurechtgelegter Text war gut, die Darbietung war überzeugend und er wirkte mutig. Das Ergebnis: Das Unternehmen wollte ihn unbedingt haben.

Am ersten Arbeitstag erschien Tom pünktlich im Betrieb, sauber und ordentlich gekleidet, in einem schicken Hemd, einer schwarzen Stoffhose seiner Lieblingsmarke und dazu passenden schwarzen Schuhen. Dies war für ihn eine Frage des Respekts und der Höflichkeit. Sein Vater hatte ihm dabei geholfen und noch am Abend zuvor seine Sachen gebügelt. Tom sollte es an seinem ersten Tag an nichts fehlen und der Vater empfand durchaus nicht wenig Stolz für seinen Sohn. Durch den Erhalt der Ausbildungsstelle und der hoffnungsvollen Zukunftsaussicht hatte Tom fast schon eine positive Einstellung entwickeln können. Entsprechend motiviert trat er die Arbeit an. Er nahm die Sache ernst: Es ging um den Verkauf von (Lieblings-)Waren, Kundenberatung und technische Raffinessen. Und dafür war er bestens gerüstet. Er trat korrekt, freundlich und höflich im Unternehmen auf. Zumindest nahm er dies so wahr.

Aber bereits innerhalb der ersten zwei Tage spürte Tom, dass andere Mitarbeiter eine rätselhafte Fähigkeit besaßen, innerhalb kürzester Zeit ein gutes Verhältnis zu Kollegen und Vorgesetzten aufzubauen, die seine Fähigkeit bei Weitem überstieg. Einige Auszubildende hatten sich zum Beispiel innerhalb kürzester Zeit zu Aktivitäten wie gemeinsamen Gängen ins Solarium verabredet. Tom war völlig rätselhaft, wie das möglich war, und er empfand es als geradezu absurd. Er selbst war mit philosophischen Gedanken befasst. Zudem beschäftigte er sich inzwischen mit Quantenphysik, da er glaubte, so die Gesetzmäßigkeiten zwischen der physikalischen Welt und der philosophischen Welt seines Geistes entschlüsseln zu können. Die Gesetze des zwischenmenschlichen Miteinanders waren ihm jedoch fremd. Holprig stolperte er so durch die ersten Tage des hoffnungsfroh erwarteten neuen Lebens, das sich schon zu Beginn anders entwickeln sollte als erwartet.

Zuerst arbeitete er in der Mobilfunk-Abteilung. Darüber war Tom nicht sonderlich erfreut. Im Gegensatz zu den meisten anderen Jugendlichen seines Alters besaß er damals kein Handy und hieß eine solche Technologie aus philosophischen Gründen auch nicht gut. Zudem hatte er zu diesem Zeitpunkt auch gar keine Freunde, mit denen er hätte telefonieren oder schreiben können. Mit Handytarifen kannte er sich schon gar nicht aus.

Es fiel ihm schwer, diese Tarife für die Abteilung auswendig zu lernen, da ihm das Interesse völlig fehlte. Aber die Aussicht, perspektivisch weiter durch die verschiedenen Abteilungen zu rotieren und schließlich bei den Computern anzukommen, hielt ihn aufrecht. Er eignete sich das nötige Wissen an und beeindruckte durch fundierte und fachlich kompetente Kundenberatungen. Die Kunden attestierten ihm ausgezeichnete Qualifikation und fühlten sich ausgesprochen gut beraten. Manche wollten ihm sogar persönlich Trinkgeld geben. Tom verstand sein Handwerk. Der gezielt auf Themen zugeschnittene Kundenkontakt bereitete ihm im Gegensatz zu ziellosen, oberflächlicheren Konversationen und Smalltalk keine Probleme. Tom belog seine Kunden auch nicht. Er wusste, dass das Unternehmen vorgezogen hätte, die Kunden zu deren Nachteil und zum eigenen Vorteil zu beraten, aber das konnte Tom nicht mit seinem Gewissen vereinbaren.

So hervorstechend seine Fähigkeiten in der Kundenberatung auch waren, seine sozialen Fähigkeiten im Kontakt zu den Kollegen ließen ihn leider schon zu Beginn der Ausbildung völlig im Stich. Er wurde dort zwei Promotern zugeteilt, mit denen er von Anfang an nicht harmonierte. Am ersten oder zweiten Ausbildungstag fragte ihn einer der beiden: „*Na, was machst du denn so? Gehst du feiern? Reißt du Mädels auf?*" Tom antwortete wahrheitsgemäß: „*Nein, ich beschäftige mich momentan viel mit Quantenphysik.*" Der Kollege konterte: „*Ich weiß auch etwas über Physik. Nämlich wo ein Körper ist, kann kein anderer sein. Und das geht so!*" Er schubste Tom in ein Regal und höhnte: „*So, jetzt hast du was über Physik gelernt!*"

Tom wusste sofort, dass der Erstkontakt zu seinen Kollegen sicher gescheitert war. Es lief in eine völlig falsche Richtung, aber er hatte

Akute Krisen können den Autismus erst sichtbar machen

Manchmal kommt es vor, dass die typischen Symptome für Autismus erst mit der Pubertät oder im Erwachsenenalter nach außen hin sichtbar werden, wenn die äußeren Anforderungen die Anpassungsfähigkeiten des Individuums nach und nach übersteigen. Dies ist häufig mit dem Eintritt in die Pubertät, das Berufsleben oder in akuten Lebenskrisen der Fall. Dazu heißt es im ICD-11:

„The onset of the disorder occurs during the developmental period, typically in early childhood, but characteristic symptoms may not become fully manifest until later, when social demands exceed limited capacities." (World Health Organization 2024)

Grundsätzlich darf die Diagnose auf Autismus zwar nur dann gestellt werden, wenn die Störung zu einer erheblichen Beeinträchtigung in mehreren wichtigen Lebensbereichen führt, doch ist die Vergabe laut ICD-11 auch dann gerechtfertigt, wenn die Symptome durch erhebliche Anstrengungen zeitweise kompensiert werden können:

„The symptoms result in significant impairment in personal, family, social, educational, occupational or other important areas of functioning. Some individuals with Autism Spectrum Disorder are able to function adequately in many contexts through exceptional effort, such that their deficits may not be apparent to others. A diagnosis of Autism Spectrum Disorder is still appropriate in such cases." (World Health Organization 2024)

keine Idee, wie er mit diesem Vorfall umgehen sollte. Er wusste nicht einmal, was er falsch gemacht hatte. Er konnte seine Kollegen auch nicht einfach bedrohen oder verprügeln, wie er es bei seinen Mitschülern getan hatte, denn dann würde man ihm kündigen. So fehlte ihm schlicht das Handwerkszeug, in dieser Situation zu reagieren.

Tom hatte die Frage wortwörtlich verstanden, den Kontext des Smalltalks verkannt und wahrheitsgemäß geantwortet. Man hielt ihn für einen Spinner, der sich mit Themen beschäftigte, zu denen andere im selben Alter keinen Zugang hatten. Den anderen ging es um leichtfertigen Smalltalk zwecks Kennenlernens, doch Toms Antwort schob dem innerhalb von Bruchteilen einer Sekunde einen Riegel vor. Vielleicht hätte er mit seiner Antwort mehr Erfolg bei Studierenden an der Universität gehabt; die fehlende Passung zwischen ihm und den Promotern machte sich jedenfalls noch häufiger bemerkbar. Sie konzentrierten sich beispielsweise nicht ausschließlich auf ihre Arbeit, sondern trafen über das Internet Verabredungen mit Frauen, die sie dann an der Rolltreppe der Etage warten ließen. Statt wie versprochen mit ihnen in der Pause einen Kaffee trinken zu gehen, beobachteten sie die ahnungslosen Frauen vom Tresen aus und amüsierten sich darüber, dass sie umsonst gekommen waren. Solchen „Späßen" konnte Tom nichts abgewinnen.

Nachdem Tom in das Regal geschubst wurde, piesackten die Kollegen ihn weiterhin auf mannigfache Weise. Es reichte von „Zettel auf den Rücken kleben" über Auslachen bis hin zu Anspucken. Das kannte er schon aus seiner Schulzeit, weshalb er es akzeptierte, auch wenn es ihm innerlich wehtat. Das gehörte nun mal zum Leben dazu und zur Ausbildung anscheinend auch. So lief Tom zum Beispiel einen ganzen Arbeitstag mit dem Zettel „*Idiot*" auf dem Rücken herum. In gewisser Weise war das auch in Ordnung für ihn, wenn das bedeutete, dass er dann seine Arbeit machen konnte.

Dann geschah Tom ein folgenschwerer Fehler, der die Situation eskalieren ließ, als er von den Promotern folgenden Auftrag erhielt: Tom solle sich eines Morgens um 04:00 Uhr an einer bestimmten Adresse in einem Fotostudio einfinden und einen Anzug, Sportklamotten und Arbeitskleidung mitbringen. Im Studio würde er dann in der jeweiligen Kleidung fotografiert, um die Fotos am Arbeitsort an eine Fotowand zu hängen, damit der Hausdetektiv ihn jederzeit, unabhängig von der getragenen Kleidung, wiedererkennen könne. Es sei extra für ihn ein Termin gemacht worden, der leider so früh am Morgen läge, aber es ginge nicht anders.

Da Tom sich noch in der Probezeit befand, wollte er alles korrekt machen, auch wenn er sich nicht sicher war, ob die anderen ihn nicht vielleicht veräppeln wollten. Auf der einen Seite dachte er: „*Wenn ich von der Arbeit einen offiziellen Termin bekomme, dann kann ich ja nicht einfach nicht hingehen. Wenn es den Termin dann doch gegeben hat, fliege ich raus oder kriege Ärger, weil ich nicht auf meine Vorgesetzten höre.*" Auf der anderen Seite schlugen seine Zweifel Alarm, weshalb er dann doch zu seinem Abteilungsleiter ging, um sich rückzuversichern. Es ging ihm nicht darum, sich zu beschweren. Tom verband keine Absicht damit, seinen Kollegen zu schaden oder sie zu hintergehen, sondern er wollte wirklich nur eine Ungewissheit klären. Dies umso mehr, da die Kollegen ihm zuvor gesagt hatten, wenn er keinen Anzug besäße, müsse er sich einen kaufen.

Somit schilderte er dem Vorgesetzten den Arbeitsauftrag und fragte, ob es denn stimmen könne, wozu man ihn angewiesen habe. Dabei betonte er eigens, dass es sich bei seiner Rückversicherung nicht um eine Beschwerde oder Ähnliches handle. Der Abteilungsleiter durchschaute im Gegensatz zu Tom sofort, dass es sich um einen Streich der Kollegen handelte, und wollte wissen, wer diesen Unsinn erzählt hätte. Ehrlich, wie er war, nannte Tom die Namen der Kollegen, auch hier immer noch nicht in der Absicht, sich zu beschweren.

Dass Tom sich beim Vorgesetzten gemeldet hatte, sprach sich anschließend schnell in allen örtlichen Karstadt-Filialen und teilweise auch in Filialen anderer Unternehmen herum. Alle Auszubildenden waren über die Berufsschule miteinander vernetzt und das Gerücht verbreitete sich wie ein Lauffeuer. Sein Vorgesetzter hatte den zwei Promotern nämlich einen ordentlichen Rüffel verpasst. Nun bezichtigten sie Tom der Petzerei und Petzen mussten bestraft werden. Der Konflikt mit den zwei Promotern in der Abteilung hatte sich nun auf das gesamte Karstadt-Unternehmen und die Berufsschule ausgedehnt.

Als eine Erlebniswoche für die Auszubildenen bevorstand, die den Teamzusammenhalt stärken sollte, erreichte das Mobbing seinen Höhepunkt. Bereits im Bus bekam Tom überdeutlich zu spüren, was die anderen von ihm hielten. Niemand wollte neben ihm sitzen. Er bekam zu hören, dass man „*Ohrenkrebs*" oder „*Gehirnkrebs*" bekomme, wenn man ihm nur zuhöre; seine Philosophie oder Physik interessiere dort niemanden. Außerdem gehöre eine Petze wie er „*vergast*". Niemand wollte mit ihm ein Zimmer teilen oder nur mit ihm reden. In den vorbereiteten Übungen, wie spinnennetzähnliche „Seilwände", durch die ein Auszubildender von seinen Kollegen und Kolleginnen hindurchzutragen war, war Tom sowieso nicht besonders gut. Sein mangelndes Vertrauen und seine Berührungsängste meldeten sich zu Wort. Letztlich verbrachte er die Teamfahrt nahezu allein, immer auf der Hut, nicht von den anderen angegangen zu werden.

Tom versuchte, trotzdem nett und freundlich zu allen zu sein. Während der gemeinsamen Essenszeiten wartete er stets höflich ab und drängelte sich nicht vor, um niemandem etwas wegzunehmen. Hin und

Mobbing und Ausgrenzung

Menschen aus dem Autismus-Spektrum werden signifikant häufiger Opfer von Mobbing und Ausgrenzung als nichtautistische Menschen (Schroeder et al. 2014). Gleichzeitig erhalten sie weniger Unterstützung vor oder nach einer traumatischen Erfahrung, weil sie aufgrund ihrer Andersartigkeit von ihrem Umfeld selbst für ihre Traumatisierungen verantwortlich gemacht und zu besserem Benehmen aufgefordert werden (Lorenz 2022). In der Folge entwickeln Betroffene häufig diverse Stressreaktionen und Folgeerkrankungen wie Verzweiflung, Ärger, Hypervigilanz, Depression, sozialen Rückzug oder Sucht (ebd.).

Auch die jahrzehntelange Erfahrung der beiden Autoren in der Arbeit mit autistischen Kindern und in der Autismus-Selbsthilfe zeigt, dass nahezu alle autistischen Menschen mehr oder weniger starke Erfahrungen mit an ihnen verübtem Mobbing zu haben scheinen. Mobbing und Ausgrenzung treten dabei sowohl in der Schulzeit als auch im Berufsleben auf. Dabei sind die gemachten Erfahrungen in vielen Fällen prägend und haben tiefgreifende Auswirkungen auf das Selbstvertrauen, die Fähigkeit zur unbeschwerten Interaktion mit anderen sowie das Verhalten, auch dann, wenn das aktive Mobbing bereits mehrere Jahre zurückliegt. Oftmals scheinen die Folgen des Mobbings autistische Erwachsene sogar stärker zu beeinträchtigen als der Autismus selbst.

wieder praktizierte er auf der Toilette oder auf seinem Zimmer kleinere Selbstverletzungen. Wenn er anschließend wieder zu Hause wäre, würde er dann richtig loslegen. Er brauche die Selbstverletzungen, um als wertvoller Mitarbeiter des Unternehmens gut und effizient arbeiten zu können, und setzte sie inzwischen als eine Art Skill ein, um seinen Stress abzubauen.[23] Während er sich Schmerzen zufügte, beruhigte Tom sich gedanklich damit, dass alles nur ganz dumm und missverständlich gelaufen sei und er nur einen schlechten Start gehabt hätte mit seinen Kollegen. Wenn er erst wieder im Betrieb wäre, könnte er wieder Kunden beraten und alles würde gut werden. Er vergewisserte sich immer wieder selbst, dass er sich nur zusammenreißen, sich einen Ruck geben und nicht so negativ denken müsse.

---

23 Ein Mensch, der unter enormem Stress steht, kann das Gefühl entwickeln, durch selbst zugeführten Schmerz Erleichterung zu erfahren. Dieses Vorgehen ist nicht empfehlenswert, wird hier aber als von Tom entwickelte Strategie erwähnt, sich selbst zu regulieren. Es sollte jedoch immer eine Absprache mit einem Therapeuten erfolgen, um Alternativen zu Selbstverletzungen zu entwickeln.

Doch es half nichts.

Als die Probezeit nach zweieinhalb Monaten fast zu Ende war, erfolgte das Gespräch zur möglichen Übernahme in das Unternehmen. Zu diesem Zeitpunkt war Tom bereits psychisch völlig demontiert. Er hatte aber stets das Gefühl gehabt, als Auszubildender einen guten Job gemacht zu haben, denn die wertschätzenden Kundenrückmeldungen waren nie versiegt. Außerdem hatte er sich regelmäßig bei seinem Abteilungsleiter erkundigt und eigentlich gute Rückmeldungen erhalten. Alles sei in Ordnung, hatte man ihm gesagt.

Tom erwartete also insgesamt grünes Licht von der Ausbildungsleitung für seinen weiteren Werdegang. Umso erschütterter war er, als man ihm eröffnete, sehr enttäuscht von ihm zu sein und ihn nicht übernehmen zu wollen, da er sich nicht habe ins Team integrieren können. Da begriff Tom, dass das Unternehmen mehr Wert auf Teamfähigkeit und soziale Kompetenzen legte als auf seine faktisch sehr guten Leistungen in der Kundenberatung und im Verkauf. In diesem Moment sprudelte es aus ihm heraus. Er fragte, wie er sich ins Team hätte einbringen sollen, sei er doch die ganze Zeit über unverhohlen auf die erdenklich mieseste Art und Weise von diesem Team gemobbt worden! Unter Tränen schilderte er, was er alles erlebt hatte. Er verwies auf die Sache mit dem Fotoshooting, die der Ausbildungsleitung hätte bekannt sein müssen.

Damit hatten die Vorgesetzten nicht gerechnet. Toms Geständnis machte sie betroffen und sie zogen sich für eine Weile zurück, um sich erneut zu beraten. Als sie nach zwanzig Minuten, in denen Tom in einem anderen Raum auf sein Urteil wartete, zurückkamen, beschieden sie, dass sie ihn angesichts der neuen Sachlage doch übernehmen würden, er sich künftig aber dringend in seinem Sozialverhalten bessern müsse. Tom aber war längst zu einem anderen Schluss gekommen: Er wollte mit der Ausbildung aufhören und sich in die Psychiatrie einweisen lassen. Er war am Ende, ausgebrannt, am Boden zerstört. Das Angebot, ihn doch zu übernehmen, wenn er an seinen sozialen Fähigkeiten arbeitete, kam ihm wie Wahnsinn und Hohn vor. Noch am Tisch brach er vor der Teamleitung in Tränen aus und sagte, er ließe sich jetzt einweisen. Das könne er sich ja noch einmal überlegen, sagte ihm die Teamleitung.

Entmutigt und innerlich gebrochen ging er zum Buchladen seines Vaters, um ihm seine Entscheidung mitzuteilen. Dieser lag nicht weit entfernt von seiner Ausbildungsstelle. Auf dem Weg dorthin fühlte er sich seltsam leicht und wie ein Gespenst. Tom erzählte seinem Vater von dem Gespräch und dass er die Ausbildung nicht mehr ertrage, sie abgebrochen habe. Auch in diesem Fall war der Vater überfordert und reagierte aus Toms Sicht mit Unverständnis. Es stellte sich Ralf wohl dar, als wollte sein Sohn leichtfertig seine Zukunft wegwerfen. Über das Ausmaß der Schwierigkeiten war er nicht im Bilde oder hatte sie nicht erkennen können.

Als er nicht das Verständnis erhalten hatte, das er sich erhoffte, ging Tom nach Hause, wo er sich mit seinem Cuttermesser ins Gesicht schnitt. Das beruhigte ihn etwas. Als er sich anschließend im Spiegel betrachtete, kamen ihm Zweifel auf. Er war siebzehn Jahre alt und wusste nichts von der Psychiatrie außer das, was er darüber im Fernsehen gesehen hatte. Außerdem war er nicht krank genug für eine solche Behandlung. Durch die Schnitte hatte er sich noch dazu einen sichtbaren Selektionsnachteil zugefügt, den er erst verheilen lassen müsse, damit die anderen nicht glaubten, dass er schwach sei. Er beruhigte sich ein wenig und entschied, zunächst einmal abzuwarten. Allerdings brauchte er jetzt eine Krankschreibung seines Hausarztes, die ihm eine gewisse Karenzzeit von der Ausbildung verschaffen würde. Er würde so den Rest der Probezeit nicht mehr dort auftauchen können, nach allem, was er sich geleistet hatte.

Tom fuhr bei strömendem Regen im T-Shirt und mit blutendem Gesicht mit dem Bus zu seinem anvertrauten Kinderarzt, der ihn schon seit einigen Jahren betreute und somit seine Vorgeschichte kannte. Schon in den Monaten zuvor hatte Tom diesen hin und wieder aufgesucht, um nach der Dienstzeit über seine Probleme zu sprechen. Damit zu seinem Kinderarzt zu gehen, war für ihn eine Notlösung, weil er sonst niemanden hatte und nicht wusste, wohin er gehen konnte. Als die Empfangsdamen ihn sahen, winkten sie ihn sofort in das Sprechzimmer. Nachdem er den Arzt um eine Krankschreibung gebeten und zugegeben hatte, nicht mehr weiterzuwissen, sagte der Arzt: „*Ich kann Sie so leider nicht mehr nach Hause gehen lassen. So, wie Sie hier sitzen, ist es mit der Krankschreibung nicht getan. Ich muss sie einweisen lassen.*“

Die Psychiatrie

Es war ein Nachmittag wie jeder andere, als Elke wegen irgendetwas Unwichtigem ihren Ex-Mann anrief. Es war nicht ungewöhnlich, ihn anzurufen, da die Getrennten nach wie vor ein gutes Verhältnis zueinander pflegten. Sie sprachen nicht viel, auch nicht viel über ihren Sohn, aber es war ihnen immer wichtig, den anderen nicht aus den Augen zu verlieren. Aber als Elke den Hörer an diesem Tag in die Hand nahm, änderte sich alles.

Es sprudelte sofort aus Ralf heraus, als Elke sich zu erkennen gegeben hatte. Er teilte ihr ohne Umschweife mit, dass sich der Sohn in die Psychiatrie eingewiesen habe und noch am selben Tag in die Klinik nach Königslutter gefahren werden müsse. Er habe keinen Führerschein, ob sie die Fahrt übernehmen könne. Elkes Welt stand still. Sie war wie vor den Kopf gestoßen. Unter Schock setzte sie sich langsam in Bewegung in Richtung Arbeitsstelle. Sie wollte zunächst einmal einen Rückzugsort aufsuchen, um sich zu sammeln. Jeder ihrer weiteren Schritte erschien ihr schwerer als der davor, und ihre Gedanken kreisten immer um dieselbe Frage: Wie konnte es sein, dass sich ihr Kind in die Psychiatrie einliefern ließ? Sie hatte über all die Jahre nie das Gefühl gehabt, etwas Gravierendes könne mit Tom nicht stimmen. Ja, er hatte erzählt, dass er nicht gern Handys in seiner Abteilung verkaufte, da die Geräte nichts taugten und er die Kunden nicht belügen wollte. Das hatte sie auch immer verstanden. Und ja, ab und an knallten Tom und sein Vater die Türen und Tom hatte auch schon einmal eine Tür eingeschlagen. Davon hatte sie hin und wieder erfahren. Aber dass etwas dermaßen schieflief, und dass ihr Sohn in die Psychiatrie sollte, das übertraf ihre Vorstellungskraft bei Weitem.

Erst viele Jahre später sollte Elke erfahren, dass der Grund, warum Tom sie nicht angerufen hatte, der war, dass er das Telefonieren grundsätzlich ablehnte – und besonders mit ihr. Er wusste nicht, was er am

Telefon hätte erzählen sollen, und konnte mit solch zwischenmenschlichen Interaktionen zum damaligen Zeitpunkt noch nicht viel anfangen. Sie vermutete aufgrund der spärlichen Kontaktaufnahme, dass sie ihrem Sohn nicht wichtig gewesen sei. Deshalb hatte sie auch nie insistiert und ihn dazu gedrängt, ihr aus seinem Leben zu berichten. Es machte sie traurig, dass er so desinteressiert an ihr war, aber sie nahm die Dinge, wie sie waren, und ließ ihn in Ruhe.

Nun stand das Leben ihres Sohnes offenbar vor einem Scherbenhaufen und Elke überkamen Schuldgefühle. Hätte sie mehr für ihn da sein müssen, obwohl er sich immer so zurückgezogen hatte? Warum hatte Ralf nie etwas gesagt? Nachdem sie sich einigermaßen gefangen hatte, fuhr sie zur gemeinsamen Wohnung von Tom und seinem Vater, um an diesem Nachmittag gemeinsam mit ihnen in die Landesklinik zu fahren. Sie parkte das Auto, klingelte und atmete tief durch. Ihr Sohn bot einen furchtbaren Anblick, als er schweigend neben seinem Vater aus dem Haus kam und ins Auto stieg. Sein Gesicht war schlimm zugerichtet und sein Blick leer. Auch während der Fahrt sprach niemand ein Wort. Als die Klinik schlussendlich von Weitem sichtbar wurde, befand sich Tom auf einem persönlichen Tiefpunkt, Elke stand vor einem unerwarteten Abgrund und Ralf am Nullpunkt der Beziehung zu seinem Sohn.

Elke parkte das Auto, die Familie stieg aus. Sie gingen durch eine dicke Panzerglastür in einen Raum, in dem zunächst einmal ein Aufnahmegespräch mit einer Ärztin stattfand, die vermutlich russische oder polnische Muttersprachlerin war. Eine aus diesem Grund vorliegende Sprachbarriere erwies sich in Toms Fall als problematisch: Auf die Frage, ob er glaube, sein Wille sei frei oder fremdgesteuert, antwortete er mit ausschweifenden philosophischen Ausführungen. Aufgrund der Sprachbarriere konnte die Ärztin einen psychotischen Schub[24] nicht ausschließen. Sie gab den Ärzten die Information weiter, dass in Toms Vorstellung Außerirdische seine Gedanken kontrollierten.

Für Elke ging alles furchtbar schnell. Sie hatte ihren Sohn in der Klinik abgeliefert und die Information erhalten, dass man ihr zunächst nicht viel mehr sagen könne. Es müsse erst einmal ein Screening gemacht werden. Die Eltern dürften ihren Sohn eine Weile lang nicht

---

24 Bei einer Psychose können eigene Gedanken als fremdgesteuert empfunden werden.

sehen, aber man würde sich melden. Elke und Ralf blieb nichts anderes übrig, als nach Hause zu fahren. Die Gedanken rasten in ihrem Kopf, als sie schweigend neben ihrem Ex-Mann wieder und wieder überlegte, was gerade eigentlich passiert war. Von Ralf würde sie keine Antworten bekommen, Tom war einkassiert und die Welt, wie sie sich einige Stunden zuvor gezeigt hatte, war aus den Fugen geraten.

Da Tom noch nicht volljährig war, landete er auf der Kinder- und Jugendstation. Nach der massiven Panzerglastür am Eingang führte die nächste Tür in das Beobachtungszimmer, in dem Tom vorerst mit zwei weiteren Jugendlichen untergebracht wurde. Durch eine Luke in der Größe eines kleinen Fernsehers war der Raum mit dem Dienstzimmer verbunden, von wo aus die Patienten die Nacht über beobachtet wurden. Während das Personal sich einen Eindruck von den Neuankömmlingen machte, erzählten die beiden Insassen Tom lauter Schauergeschichten über die Klinik.

Tom lag nun verängstigt auf seinem kargen, ungemütlichen Drahtbett, an dem ein dicker Fixiergurt befestigt war. Er war zwar nicht ans Bett gefesselt, aber der Gurt irritierte ihn dennoch. Die graue Bettwäsche wies noch kleine Blutflecken auf, die mit der Wäsche scheinbar nicht herausgegangen waren. Er fragte sich, woher diese wohl stammten. Als die Deckenlampen erloschen, starrte Tom in die Dunkelheit des Raumes, sein Gesicht noch immer durch einen Lichtkegel aus dem Nebenzimmer gestreift. Hier würde er nun also schlafen müssen. Er hörte das Flüstern und Wispern der anderen Jugendlichen aus der Dunkelheit neben sich und fragte sich, wie es so weit hatte kommen können. In die Psychiatrie, das wusste er, gingen doch sonst nur Verrückte. Er hingegen war Philosoph. Er fühlte zwar, dass eine tiefe Krankheit oder Wahnsinn sich durch seinen Verstand gefressen hatte, doch dies glich eher einem Virus, mit dem die Menschen ihn infiziert hatten. Er selbst und seine Seele waren noch völlig intakt. Gleichzeitig empfand er sich als ein Gestrandeter, dessen Situation einer völligen Bankrotterklärung glich. Er war vernichtet und am Ende, das wusste er jetzt. Die Evolution hatte ihn ausselektiert. In dieser Nacht gab Tom sich außerdem den Schwur, nie wieder ein Teil des Systems zu sein, das ihn an diesen Punkt gebracht hatte. Niemals mehr wolle er sich an der Norm-Gesellschaft beteiligen. Tom wollte eigentlich auch gar kein Mensch mehr sein, ab jetzt war er nur noch Tom. Diese Worte zu sich selbst sprechend, fiel er in einen tiefen Schlaf.

Geweckt wurde er durch das Summen und Flackern der Deckenröhren. Erst jetzt, am nächsten Morgen, realisierte er, wie aus einer anderen Welt erwachend, wo er sich befand. Hatte er gestern noch eine Art innere Leere oder Gleichmütigkeit empfunden, die seine Ängste teilweise verdrängten, ergriff ihn jetzt Panik. Neben ihm lagen zwei fremde Jungen, die zwar deutlich jünger als er waren, über die er aber sonst nichts weiter wusste. Waren sie gefährlich? Außerdem befand er sich in einem völlig fremden Haus an einem fremden Ort und auf der anderen Seite der noch verschlossenen Zimmertür konnte *alles* auf ihn warten. Auch seine Eltern waren weg und konnten ihm nicht helfen. Er fühlte sich mit seinen siebzehn Jahren wie ein ausgesetztes Tier, das nun allein überleben musste. Während er seine Gedanken zu beruhigen versuchte, öffnete sich die Tür und ein Pfleger trat herein. Dieser hielt sich nicht mit langen Reden auf, sondern wies die Jungen sofort an, aufzustehen und aus dem Zimmer zu kommen.

Niemand hatte Tom etwas erklärt oder auf das, was jetzt kommen sollte, vorbereitet. Er versuchte sich deshalb möglichst unauffällig zu verhalten und die nächsten Handlungsschritte, die man von ihm erwarten würde, zu erraten. Das funktionierte auch ganz gut. Auf dem hell erleuchteten Krankenhausgang standen jetzt noch andere Jugendliche in ihren Schlafanzügen. Man solle sich frisch machen und die Zähne putzen. Seine Zahnbürste händigte der Pfleger Tom mit den Worten aus: „*Wir wollen doch nicht, dass du dir damit etwas antust*." Das empfand Tom als höhnisch. Auf der einen Seite fühlte er sich verspottet, auf der anderen Seite würde doch klar sein, dass er ein vernünftiger Junge war. Der Pfleger stand hinter ihm, als er sich die Zähne putzte, wodurch er sich sehr bedrängt fühlte. Die Überwachung solch banaler, aber irgendwie intimer Handgriffe empfand Tom als verletzend. Man nahm ihn anscheinend nicht richtig ernst. Danach ging es in eine Art Speisesaal zum Frühstücken. Tom wollte nichts essen, da er seine Nahrung noch immer genau überwachte. Er wollte sich lieber seine eigenen Gerichte zubereiten.

Im Speisesaal saß er gemeinsam mit anderen Kindern an einem Tisch, die ihm fremd waren. Er beobachtete ihr Verhalten, sprach selbst aber kein Wort. Er war der Älteste auf der Station. Die anderen machten

Witze und unflätige Kommentare, was Tom als Zeichen wertete, dass auf der Station eine gewisse Heiterkeit herrschen müsse, trotz all des Elends und der schweren Schicksale, die hier vereint waren. Das beruhigte ihn ein wenig. Nach dem Frühstück ging es weiter in einen Aufenthaltsraum mit einer Fernsehecke und einem Billardtisch. Dort sollte er also die nächsten Wochen und Monate verbringen. Da es bereits Winter war und die Weihnachtszeit nahte (Tom wurde im November 2004 in die Psychiatrie eingewiesen), fiel erster Neuschnee hinter den dicken Panzerglasfenstern zu Boden. Er stellte sich vor, wie es wäre, rauszugehen und sich in den Schnee zu legen und einen Schneeengel zu machen, wie es häufig in Filmen gezeigt wurde. Doch das konnte er nicht. Also tat er das Einzige, was ihm in dieser Situation als sinnvoll erschien: Er las in seinem Buch über die Stringtheorie[25], das er mitgebracht hatte.

Nachdem Tom alle weiteren Abläufe des Tages und die von ihm erwarteten Handlungen studiert und abgespeichert hatte, gab er sich seinem Psychiatriealltag von diesem Zeitpunkt an hin. Er lebte den Alltag eines Gefängnisinsassen, wie er es empfand, und alternierte zwischen den Therapieangeboten und seinem Buch. Manchmal maß er sich mit den anderen Jungen im Armdrücken, die allerdings deutlich jünger waren als er. Es herrschten teilweise raue Sitten in der Kinderpsychiatrie, auch im Jargon der Pfleger und Pflegerinnen. Als er eines Nachts mit einem Zimmergenossen auf den Gang trat und um etwas zu trinken bat, antwortete ihm eine Pflegerin: *„Es ist mitten in der Nacht. Pisst euch auf die Hände und trinkt das und jetzt macht die Bullaugen zu oder ich boxe euch zurück in eure Koje!“*

Aber diese Weise des Umgangs war für Tom nicht das eigentliche Problem. Die nämliche Pflegerin erlebte er auch als grundsätzlich freundlich und warmherzig, obwohl sie so ihre Eigenarten hatte. Damit konnte er umgehen und er war auch schon abgebrüht. Die meiste Zeit über saß er sowieso nur im Gemeinschaftsraum und las in seinem Buch. In „sein eigenes“ Zimmer durfte er nur zur Mittagszeit oder abends gehen. Was ihn aber all die Zeit über tief im Inneren beschäftigte, war sein persönliches Scheitern und die zerstörte Beziehung zu seinem Vater.

---

25 Bausteine des Universums seien keine Punkte, sondern schwingende Saiten, so die Stringtheorie.

Er fand seinen Platz in der Gesellschaft nicht. Es war dieser Abgrund, der ihm selbstzerstörerische Gedanken aufzwang und ihn quälte.

Einmal pro Woche gab es in der Klinik einen Termin bei einem Psychologen mittleren Alters, mit dem Tom über seine Probleme reden konnte. Den Psychologen empfand Tom als korrekt. Er nahm die Gespräche als wertschätzend wahr und der Psychologe hörte ihm zu. Das war neu für ihn. Tom erzählte ihm, am Anfang hätte es wohl ein kleines Missverständnis hinsichtlich seiner philosophischen Ideen und aufgrund einer Sprachbarriere gegeben. Das hatte Tom schon bemerkt. Der Psychologe wollte wissen, warum er in der Psychiatrie sei, was seine Probleme wären. Daraufhin erzählte Tom ihm von seiner Lektüre Kants und der anderer Philosophen. Der menschliche Verstand sei a priori determiniert, alle Wahrnehmungen seien eine Illusion. Das könne er logisch beweisen. Zudem gäbe es fünfundzwanzig Raum- und eine Zeitdimension laut der bosonischen[26] Stringtheorie. Es gäbe außerdem 0-Bran, 1-Bran und D-Bran[27]. Selbst Einstein hätte sich da geirrt. Letztlich wäre es also rational nachvollziehbar, dass Tom jetzt in der Psychiatrie sei, bei so vielen philosophischen und physikalischen Abzweigungen. Auch andere Philosophen wären letztlich verrückt geworden oder die Gesellschaft hätte sie verkannt. Der Psychologe lachte und wollte wissen, wie Tom sich mit den übrigen Kindern der Einrichtung verstünde.[28] Tom antwortete wahrheitsgemäß, dass er mit den anderen nicht viel anfangen könne. Er sitze lieber da und lese in seinem Buch.

Dieser Psychologe war im Verlauf der Gespräche der erste Mensch, der bei Tom das Asperger-Syndrom[29] vermutete, eine Form von Autismus. Um seinen Verdacht zu überprüfen, bestellte er Toms Eltern ein, um auch diese zu befragen. Bevor die Diagnose Autismus gestellt werden konnte, musste er noch mehr über Tom erfahren. Er musste auch

---

26 Zweig der Physik, der sich mit den Bausteinen des Universums befasst

27 Branen sind Membranen oder Flächen, auf denen sich die Strings bewegen können.

28 Diese Frage zielte sehr wahrscheinlich auf den Autismus-Verdacht ab, den der Psychologe bereits hegte.

29 Die Bezeichnung „Asperger-Syndrom“ ist heute kaum noch gebräuchlich. Der Namensgeber Hans Asperger steht vor allem wegen seiner Rolle während des Nationalsozialismus stark in der Kritik. In diesem Buch verwenden wir den Begriff vorrangig, da es sich dabei um die korrekte Bezeichnung der bei Tom gestellten Diagnose handelt und um die Erzählung nicht zu verfälschen.

Schizoide Persönlichkeitsstörung versus Asperger-Syndrom

Die schizoide Persönlichkeitsstörung ist eine Störung, bei der die Person Kontakte zu anderen Menschen meidet. Sie setzt meist im jungen Erwachsenenalter oder der Pubertät ein. Menschen mit dieser Persönlichkeitsstörung empfinden kaum Freude bei irgendeiner Tätigkeit, wirken emotional kühl, distanziert und im Affekt abgeflacht. Sie haben eine geringe Fähigkeit, warme, zärtliche Gefühle oder auch Ärger anderen gegenüber zu zeigen. Anscheinend sind sie gleichgültig gegenüber Lob und Kritik. Mit anderen Personen haben sie wenig bis kein Interesse an sexuellen Aktivitäten. Sie sind überwiegend mit einzelgängerischen Beschäftigungen und Selbstbeobachtung sowie ihrer eigenen Fantasie befasst. Sie haben wenig bis keine Freunde und haben auch keinen Wunsch danach. Ihr Befolgen gesellschaftlicher Regeln ist mangelhaft (Dilling et al. 2015).

Diese Persönlichkeitsstörung ist dem Asperger-Syndrom von außen betrachtet recht ähnlich (Strunz et al. 2013). Das Asperger-Syndrom ist aber keine Persönlichkeitsstörung, die sich im Laufe des Lebens ausbildet, sondern eine von Anfang an bestehende neurologische Entwicklungsstörung und lässt sich daher in der Regel zu einem früheren Zeitpunkt erkennen als die schizoide Persönlichkeitsstörung. Im ICD-10, dem seit 1994 verwendeten Diagnosemanual, wird das Asperger-Syndrom noch von anderen Ausprägungen des Autismus (Frühkindlicher Autismus, Atypischer Autismus) abgegrenzt (Dilling et al. 2015). In der Neufassung ICD-11 wird das Asperger-Syndrom mittlerweile als Teil des Autismus-Spektrums definiert (World Health Organization 2024).

Autismus besteht aus Schwierigkeiten in der sozialen Kommunikation und wechselseitigen Interaktion, sich wiederholenden, unflexiblen Interessen sowie sensorischen Über- oder Unterempfindlichkeiten. Die Probleme in der sozialen Kommunikation umfassen sowohl Schwierigkeiten in der Verwendung und dem Verständnis von nonverbalen Signalen als auch ein Wortwörtlichnehmen von Sprache und eine mangelnde Fähigkeit, zwischen den Zeilen zu lesen. Manchmal werden Witze nicht verstanden und Ironie oder Sarkasmus nicht erkannt. Autismus geht häufig mit anderen Begleitstörungen wie Depressionen, Ängsten und Zwängen einher.

Im Gegensatz zur schizoiden Persönlichkeitsstörung haben die meisten autistischen Menschen jedoch sehr wohl ein Interesse am Austausch mit anderen Menschen, es fehlt ihnen lediglich das intuitive Wissen darüber, wie dieser Austausch gelingen könnte (Attwood 2019, S. 73ff.).

abklären, ob es sich nicht alternativ um eine schizoide Persönlichkeitsstörung handeln könnte. Diese wurde jedoch aufgrund von Toms restlichem Verhalten letztlich ausgeschlossen. Der Psychologe hielt seine Autismus-Diagnose in seiner Patientenakte fest – die im Verlauf des weiteren Aufenthalts leider nicht mehr geöffnet werden sollte.

Da Tom nach Ansicht des Psychologen in seinem Verhalten schon zu reif für die Kinder- und Jugendstation war, entschied man sich, Tom auf die offene Adoleszentenstation zu verlegen. Er bekam außerdem ein Antipsychotikum, das unter anderem gegen Schizophrenie, Manie oder Aggressionen bei Jugendlichen mit Verhaltensstörungen eingesetzt wurde. Da dieses Medikament bei Menschen im autistischen Spektrum nicht besonders gut anschlägt, half es auch Tom nicht weiter. Er fühlte sich lediglich einen Tag lang benebelt. Aber seine Geschichten klangen in den Ohren der Ärzte und Psychologen so unglaublich, unter anderem die, die er ihnen von seiner Ausbildung erzählt hatte, dass man vermutete, er könnte zusätzlich zum Autismus eine Psychose haben.

Asperger-Syndrom versus Kanner-Syndrom

Wie viele Ärzte und Psychologen zum damaligen Zeitpunkt noch nicht wussten, unterschied sich das im ICD-10 definierte Asperger-Syndrom deutlich vom Frühkindlichen Autismus nach Kanner. Das klinische Bild von Autismus war sowohl unter Laien als auch unter Fachleuten geprägt von schweren Verlaufs- und Erscheinungsformen, wie sie für den frühkindlichen Autismus typisch waren (Tebartz van Elst 2013; Brugha et al. 2011).

Sowohl das Asperger-Syndrom als auch der Frühkindliche Autismus gehören nach ICD-10 dem autistischen Formenkreis an und wurden nach ICD-11 zur Autismus-Spektrum-Störung zusammengefasst (Dilling et al. 2015; World Health Organization 2024). Diagnostisch unterscheiden sich beide Störungsbilder dabei lediglich durch eine oft frühe, hochstilisierte Sprache und eine Intelligenz im Normbereich oder höher beim Asperger-Syndrom, und eine mögliche intellektuelle Entwicklungsstörung (Intelligenzminderung) mit Störung der Sprachentwicklung und allgemeiner Entwicklungsverzögerung beim Frühkindlichen Autismus.

Dieser Umstand führte dazu, dass Autismus gerade bei Jugendlichen und Erwachsenen häufig nicht erkannt wurde und bis heute wird, wenn die klinische Präsentation nicht dem klassischen Bild von Autismus entspricht (O'Nions et al. 2023; Lai/Baron-Cohen 2015; Brugha et al. 2011).

Auf der offenen Psychiatrie war eine neue Psychologin für ihn zuständig. Sie war vielleicht Ende vierzig oder Anfang fünfzig, trug ihre Haare streng nach hinten gebunden und machte einen forschen Eindruck. Sie fragte Tom bei der ersten Gelegenheit, ob er wisse, welche Diagnose er denn erhalten habe. *„Es ist wohl so etwas wie ASS-BERGER oder so was“*, antwortete Tom. Die Psychologin reagierte sofort ablehnend und entgegnete: *„Was? Das kann nicht sein! Wenn Sie das Asperger-Syndrom hätten, dann würden sie nicht mit mir reden und mich nicht ansehen. Dann muss ich die Akte des Kollegen ja gar nicht lesen!“*

Auf Toms Insistieren, sie möge die Akte bitte trotz ihrer Zweifel lesen, reagierte sie ablehnend. Er hatte sich vom vorherigen Psychologen gut verstanden gefühlt und wollte nicht, dass das gemeinsam Erarbeitete verloren ging. Dieser Irrtum hatte zur Folge, dass Tom die darauffolgenden Jahre weiterhin mit seinem „unentdeckten“ Autismus herumlief, ohne dass er diesbezüglich ernst genommen wurde.

Zu einer anderen Gelegenheit forderte die Psychologin Tom auf, seine Probleme und Gedanken aufzuschreiben, die er zum damaligen Zeitpunkt hatte und die ihn störten. Er verfasste einen mehrseitigen Aufsatz über Immanuel Kant, für den er sich große Mühe gegeben hatte. Die Psychologin warf einen kurzen Blick darauf und quittierte den Aufsatz kurzerhand mit der Aussage, dass alles Quatsch sei, was er geschrieben habe.

Bei dem Abschlussgespräch mit der Psychologin waren Toms Eltern erneut anwesend. Die Psychologin folgte schlussendlich der Auffassung von Toms Vater, dass es sich bei dem Jungen um Aufmüpfigkeit im Rahmen der Pubertät und Abgrenzungsverhalten dem Elternteil gegenüber handele. Sie diagnostizierte eine Anpassungsstörung des Kindes- und Jugendalters. Elke fühlte sich mit der Diagnose unwohl. Sie hatte nicht das Gefühl, dass Tom ein „aufsässiges“ Kind war, da sie diese Erfahrung mit ihm nie gemacht hatte. Für sie war Tom immer ein „Vorzeigekind“ gewesen. Irgendetwas war seit ihrer Abwesenheit im Elternhaus gründlich schiefgelaufen. Da sie aber keine Expertise in psychiatrischen Erkrankungen besaß, fühlte sie sich nicht in der Lage, die Einschätzung der Psychologin infrage zu stellen. Tom war ebenfalls sehr enttäuscht über das Ergebnis der zweiten psychiatrischen Diagnose, denn seine Sicht auf das Verhältnis zu seinem Vater war eine ganz andere. Er hatte sich oft unverstanden, gedemütigt und zurückgewiesen gefühlt, sodass eine einseitige Schuldzuweisung ihm mehr als ungerecht vorkam. Zudem hatte er das Gefühl, dass hinter allem noch mehr als nur ein Konflikt zwischen Familienmitgliedern steckte. Oft hatten seine Besessenheit für bestimmte Themen ihn fast schon gequält, weil er sich ständig mit ihnen befassen musste. Menschen waren für ihn lediglich eine Ansammlung von Materie, die er nicht verstand. Das machte ihn oft sehr einsam. Lag das denn alles nur an den Schwierigkeiten mit seinem Vater und der Trennung seiner Eltern? Tom blieb neugierig, was das „ASS-BERGER-Syndrom" betraf, und ging der Verdachtsdiagnose kurz vor seiner Abreise noch einmal in einem Besuchercafé des Klinikgeländes nach, wo es einen Computer mit Internetzugang gab.

Dort war Tom nicht wenig erstaunt, was Google ihm hinsichtlich des Störungsbildes ausspuckte. Er stellte fest, dass die Beschreibung der Kriterien, die dort für das Asperger-Syndrom (der Wort-Korrektur von Google sei Dank!) aufgelistet waren, eine exakte Beschreibung seiner selbst darstellte. Mit weit aufgerissenen Augen las er eine lange Liste dieser Kriterien und Symptome durch. Dort beschrieb man ihn! Bisher hielt er sich für einen so außergewöhnlichen, selten individuellen Menschen wie kaum einen zweiten. Nun stellte er fest, dass er einer „Spezies" angehören könnte, die man in psychiatrischen Handbüchern beschrieb.

Allerdings gab es auf der langen Liste der Eigenschaften auch einen Punkt am Ende, der ihn irritierte: die fehlende oder mangelhafte Empathie. Er dachte, dies würde keinesfalls auf ihn zutreffen, da seine Empathie sogar überdurchschnittlich stark ausgeprägt war. Schließlich erkannte er zum Beispiel, wenn andere Menschen ihn anlügen würden. Da zwar die gesamte Liste auf ihn zutraf, dieser eine Punkt aber nicht, konnte er wahrscheinlich nicht autistisch sein. Dies ließ Tom lange an der Verdachtsdiagnose Autismus zweifeln. Es sollte noch ein paar Jahre dauern, bis er diesbezüglich Klarheit bekam.

Zum Abschluss seines Klinikaufenthaltes wurde entschieden, dass es das Beste für Tom wäre, wenn er wegen des Stresses mit seinem Vater von zu Hause ausziehen würde. In der Klinik regte man an, Tom aufgrund seiner Schwierigkeiten in ein betreutes Wohnen zu überführen, aber diese Option wurde nicht gewählt. Tom sei zu selbstständig und verantwortungsbewusst, fanden sowohl seine Eltern als auch er

Empathie

Menschen aus dem Autismus-Spektrum zeigen typischerweise diverse Einschränkungen im Bereich der Empathie, abhängig vom jeweiligen Alter und Entwicklungsstand. Dazu zählen unter anderem Einschränkungen in der Fähigkeit, sich Gefühle, emotionale Zustände und Einstellungen anderer vorzustellen und zu erkennen (World Health Organization 2024). Typisch sind außerdem Schwierigkeiten im Bereich der *Theory of Mind*, d. h. in der Fähigkeit, Absichten, Erwartungen und Überzeugungen anderer zu erschließen und darüber nachzudenken. Nach aktuellem Kenntnisstand haben hier insbesondere autistische Kinder oft erhebliche Defizite, wobei sich die Probleme im Laufe des Erwachsenwerdens meist vollständig an die *Theory of Mind*-Leistungen nichtautistischer Vergleichsgruppen anzugleichen scheinen (Riedel/Clausen 2020, S. 27).

Anmerken möchten die Autoren auch, dass der Begriff der „Empathie" umgangssprachlich (und teilweise auch im fachlichen Umfeld) oft sehr unscharf verwendet wird. Empathie dient dabei als Sammelbegriff für diverse Phänomene, die eigentlich voneinander verschiedenen sind. Dazu zählen Begriffe wie *Mitgefühl*, *Einfühlungsvermögen*, *Perspektivübernahme*, *Mitleid*, starke persönliche *Emotionalität* u. v. m. Die Autoren sind davon überzeugt, dass sich viele Probleme und Missverständnisse in der aktuellen Debatte, ob autistische Menschen Empathie besäßen oder nicht, vermeiden ließen, würde man die jeweilige Auffassung vom Begriff Empathie zuvor hinreichend erklären.

Ein gängiges Konzept hinsichtlich der Empathie stellt die Unterscheidung zwischen *kognitiver* und *affektiver* Empathie dar (Greenberg et al. 2024; Dziobek et al. 2007). Kognitive Empathie meint dabei das verstandesmäßige Erkennen von Gedanken, Absichten und Motiven eines Gegenübers (*Theory of Mind*), während die affektive Empathie das emotionale Mitfühlen mit den vermuteten oder tatsächlichen Emotionen eines Gegenübers beschreibt. Autistische Menschen können in beiden Bereichen beeinträchtigt sein.

selbst. Tom wollte zudem einen Rückzugsort ganz für sich allein, ein Reich, in dem ihn niemand stören würde. Somit zog er nur wenig später in seine erste eigene Wohnung, was Tom sehr entgegenkam.

Junges Erwachsenenalter

Diogenes und die Suche nach Liebe und Freundschaft

Während Tom in der Psychiatrie war, fühlte er sich oft allein, missverstanden und einsam. Sein Stiefbruder Ronnie fehlte ihm, der ihm stets Gesellschaft, tiefgründige Gespräche und neue Sichtweisen vermittelt hatte. Doch Ronnie hatte in dieser Zeit eigene Probleme, weshalb er ihm nicht beistehen konnte. Auch nach der Psychiatrie war Tom vorerst auf sich allein gestellt. Die wichtigen Lebensentscheidungen, die sich nach seinem Klinikaufenthalt ankündigten, musste er mithilfe seiner Ärzte und Eltern treffen. Er schloss sich ihrer Ansicht an, möglichst schnell in eine eigene Wohnung zu ziehen, um Abstand von Ralf zu bekommen. Mit finanzieller Unterstützung seiner Eltern fand sich schnell eine solche und Tom zog aus. Prinzipiell hatte Tom mit dem Alleinwohnen auch kein Problem, da er schon immer sehr zurückgezogen gelebt hatte. Außerdem hatte er in den letzten Jahren damit begonnen, sich von seinem Taschengeld Essen zu kaufen, um nur noch gesunde Sportlerkost zu sich zu nehmen. Da er ansonsten sehr strukturiert war und nicht zu Ausschweifungen neigte, würde er schon alleine klarkommen können. Viel Platz benötigte er nicht, er hatte auch keine großartigen Ansprüche an die Gegend, in der er wohnen sollte. Es durfte ruhig ein „Betonklotz" sein, solange die Miete günstig und seine Nachbarn ruhig waren. Er investierte viel Zeit und Geld von seinem Sparbuch (das seine Eltern einst für ihn angelegt und befüllt hatten) in eine geschmackvolle Wohnungseinrichtung. Elke war sehr angetan von der ästhetischen Raffinesse, mit der ihr Sohn seine Möbel und Accessoires arrangierte. Diese waren zwar von einfacher Machart, aber sie erfüllten ihren Zweck. Endlich, so hoffte sie, hatte Tom einen Zufluchtsort, an dem er zur Ruhe kommen und in eine glücklichere Zukunft starten könne.

Zunächst einmal sollte es aber ganz anders kommen. Es gab in der Wohnung eine Heizung, die nachts laute Geräusche von sich gab und dermaßen schrillend fiepte, dass es nicht auszuhalten war. Im Sommer war die Heizung zwar aus, doch im Winter schreckte sie ihn so mehrmals die Nacht aus dem Schlaf. Dann musste Tom zur Heizung gehen und den Regler aufdrehen, sodass der Druck sich abbauen konnte. Dabei heizte sich der Raum trotz aufgerissenen Fensters und Minusgraden auf wie in einer Sauna. Nachdem Tom sich bei der Hausverwaltung beschwert hatte, teilte man ihm mit, dass der Techniker den Fehler nicht finden könne und wenn ihn die Heizung störe, er ausziehen solle. Dazu kam eine psychisch erkrankte Nachbarin, die tagsüber laut herumschrie und mit ihren Füßen gegen die Wände zu Toms Wohnung trat. Lärm war bereits in der Vergangenheit ein großes Thema für ihn gewesen und eine erneute derartige Belästigung war das Letzte, was Tom in seinem persönlichen Refugium benötigte. Am Ende von drei qualvollen Jahren und dem Versuch, seine Angelegenheiten zu klären, sollte für ihn nur der erneute Auszug infrage kommen.

Toms Wohnsituation war also zunächst alles andere als befriedigend. Parallel dazu kam das Thema des eigenen Gelderwerbs erneut auf. Toms Eltern wünschten sich zunehmend, dass er nicht mehr von ihnen abhängig wäre. Elke stand hierbei auch durch ihren neuen Lebensgefährten unter Druck, dem die finanzielle Selbstständigkeit Toms besonders wichtig war. Tom hatte sich jedoch nach der Psychiatrie in ein Vermeidungsverhalten diesbezüglich begeben, da es für ihn seit der Ausbildung bei Karstadt die innere Verbindung zwischen Ausbildung, Arbeit und Mobbingerfahrung gab. Aus diesem Grund scheute er die Arbeit und suchte nach einer Möglichkeit, Zeit für eine bessere Lösung zu gewinnen. Das erste Jahr nach der Psychiatrie harrte er noch in seiner alten Berufsschulklasse aus, da er noch schulpflichtig war. Da seine Mitschüler dieselben Menschen waren, die seiner Ansicht nach dafür verantwortlich waren, dass er in der Psychiatrie gelandet war, fühlte er sich in deren Gegenwart äußerst unwohl. Er war zudem durch die Medikamente, die er zeitweise gegen seine Aggressionen erhielt, in seinem Denken und Handeln leicht verlangsamt, aber er konnte die Zeit dennoch überstehen.

Nach Ablauf dieses Schuljahres wechselte Tom auf die Berufsbildende Schule (BBS3) in Braunschweig und besuchte dort den Zweig für Wirtschaft. Er wollte seinen erweiterten Realschulabschluss erlangen,

Zeit gewinnen und sich gleichzeitig bessere berufliche Perspektiven verschaffen. Nur für welchen Beruf genau, stand für ihn noch in den Sternen. Der Umgang mit den Mitschülern in dieser Zeit war erträglich, die Ächtungen hielten sich in Grenzen, wenn sie auch immer mal wieder vorkamen. Nach Königslutter hatte Tom einen „Psychiatrie-Stempel", mit dem er sich auch bewusst inszenierte, um auf andere furchteinflößend und aggressiv zu wirken. Er trug inzwischen Militärhosen und geriet so, zusammen mit seiner Glatze, in den Verdacht, „Neo-Nazi" zu sein. Auf diese Weise signalisierte er anderen, ihm lieber nicht zu nah zu kommen. Das Markieren des harten, gefährlichen Typen schützte ihn zwar, machte ihm aber auch nicht wirklich Spaß. Er wäre lieber ein Teil der Gruppe gewesen, aber zu diesem Zeitpunkt seines Lebens wusste er noch nicht, wie er dies hätte anstellen sollen. Zumal die neuen Mitschüler die letzten waren, die sich für sein Spezialthema Philosophie interessieren würden. Im Sommer 2006 holte Tom sich sein Zertifikat über den erweiterten Realschulabschluss ab. Seine Noten waren zwar noch immer nicht überragend, aber deutlich besser als früher.

Im Anschluss an den erweiterten Realschulabschluss kletterte Tom noch eine weitere Stufe seiner persönlichen Karriereleiter empor und besuchte das Fachgymnasium für Pädagogik und Soziales und machte dort nach drei Jahren sein Abitur mit einem Durchschnitt von drei Komma sechs. Zwar erhielt er in einigen Fächern sehr gute Noten, in anderen fiel er jedoch durch. Das Abitur konnte er trotzdem erlangen – und nur darauf kam es ja an! Etwa zeitgleich mit dem Wechsel aufs Gymnasium bezog Tom auch seine zweite eigene Wohnung in der „Spinnerstraße". Dieser Straßenname passte nicht nur zu ihm, wie er selbst gerne zu scherzen beliebte, sondern leider auch erneut zu seinen Nachbarn. Der Mieter unter ihm hörte regelmäßig so laute Techno-Musik, dass sie durch den Fußboden hämmerte und diesen zum Vibrieren brachte. Die Empfehlung seines Hausmeisters, dem Mieter die Stromkabel am Verteilerkasten durchzuknipsen, kam für ihn jedoch nicht infrage. Ein Nachbarschaftskrieg würde die Situation nur verschlimmern. Somit wurde der unliebsame Techno zum Beat seiner Gymnasialzeit, die er aber ansonsten gut überstehen konnte.

Auch am Fachgymnasium schützten ihn nämlich der Psychiatrie-Stempel und sein aggressiv wirkendes Auftreten vor dem Mobbing der anderen. Manche Lehrer hatten sogar Angst vor ihm, zumindest jene, die ihn nur vom Schulhof und vom Sehen her kannten. Sein Klassenlehrer erlebte ihn in erster Linie als Sonderling und setzte sich oft für ihn ein. Auch fand er in der Klasse zwei Gefährten, die ebenfalls Außenseiter waren und mit denen er, spitzfindige und nicht immer ganz passende Kommentare machend, das Unterrichtsgeschehen „bereicherte". Alles in allem war das Schulleben auf dem Gymnasium relativ harmonisch. Er hatte dort inzwischen sogar so etwas wie Freunde, mit denen er sich intellektuell austauschen konnte, auch wenn man nicht immer einer Meinung war.

Auf dem Gymnasium gab es auch eine besondere Situation, die Tom bis heute im Gedächtnis bleibt, die er jedoch erst später wirklich verstand. Die Klasse bildete einen Stuhlkreis und sprach über das Thema Körpersprache. Der Pädagogiklehrer erörterte, dass der Großteil der Kommunikation nonverbal verlaufe und keiner Lautsprache bedürfe. Für Tom war dies unbegreiflich. Er erinnerte sich zurück an eine Situation aus der Realschulzeit, als etwas ähnliches passiert war. Damals, in der zehnten Klasse, hatte ihm ein Banknachbar vorgeworfen, er würde seine Lehrer und Mitschüler auch bei längeren Gesprächen nicht ansehen. Tom fand das weiterhin absurd und entgegnete, dass man mit

Mimik- und Gestikkommunikation

Menschen kommunizieren zu einem sehr großen Anteil mittels nonverbaler Signale (Mehrabian/Ferris 1967; Matzies-Köhler 2023). Dazu gehören die Mimik, der Tonfall und die Körpersprache eines Menschen. Das gesprochene Wort wird durch diese Mittel umrandet und kann durch sie eine völlig andere Bedeutung erhalten. Menschen im Autismus-Spektrum achten seltener auf diese nonverbalen Signale. Sie setzen in der Regel auch weniger Blickkontakt zur Regulation sozialer Interaktionen ein. Wenn sie in Gesichter schauen, dann häufig auf die Nase oder den Mund. Das mimische und gestische Kommunikationsverhalten autistischer Menschen kann auf diverse Weise verändert sein (World Health Organization 2024; Matzies-Köhler 2023). Insgesamt gilt, dass dadurch Signale anderer Personen nicht immer korrekt gedeutet oder sogar überhaupt nicht registriert werden. Das führt dazu, dass Gesagtes sehr häufig überbewertet und wörtlich genommen wird. Begleitende Mimik oder Gestik oder ein veränderter Tonfall werden nicht erkannt (Matzies-Köhler 2015, S. 31ff., 82ff.).

dem Mund sprechen und mit den Ohren hören würde. Die Augen spielten also gar keine Rolle in einem Gespräch! Ganz allgemein empfand er die ganze Situation und die aufgestellten Behauptungen als völlig irrwitzig. Aus Empörung beschimpfte er sogar die Klasse und fragte, wie man so verrückt sein könne, einen derartigen Unsinn zu glauben. Die Körpersprache mache maximal ein einziges Prozent der Kommunikation aus, was schließlich jeder selbst sehen und erleben könne. Die Vorstellung, dass er hierbei völlig im Unrecht sein könnte, kam Tom nicht in den Sinn, zumindest noch nicht.

Während der Zeit auf dem Gymnasium kristallisierte sich außerdem ein neues Spezialinteresse in Toms Leben heraus, das schon zu BBS3-Zeiten aufgekeimt war und nun wie Unkraut zu wuchern begann. Die philosophische Strömung, die es ihm nach Immanuel Kant nun angetan hatte, war der Kynismus. Vor allem ein Vertreter dieser Zeit faszinierte ihn, nämlich Diogenes von Sinope[30]. Das Hauptkennzeichen der Lehre des Diogenes stellte die Bedürfnislosigkeit als Lebensziel dar. Diogenes selbst gab vor, in einer Tonne zu leben und keine weiteren Bedürfnisse außer Nahrung und Flüssigkeit, Behausung, Kleidung und Fortpflanzung zu haben. Der Mensch, so der griechische Philosoph, solle sich ferner von allen äußeren Zwängen befreien, die die Gesellschaft ihm auferlegte und die seiner Ansicht nach überflüssig seien und unglücklich machten.

Für Tom waren diese Lehren nicht nur blanke Theorie. Er vollzog einen radikalen Sinneswechsel, der vor allem seine Mutter Elke schockierte und seine Mitschüler belustigte. Nachdem er nun einige Zeit auf eigenen Füßen gestanden hatte, fing der aus Elkes Sicht sonst so vernünftige Jugendliche plötzlich an, all seine neu gekauften Sachen wieder zu entsorgen. Er verschenkte sie an seine Freunde oder warf sie auf den Müll. Sein erklärtes Ziel war es, in einer völlig leeren Wohnung nach dem Vorbild des Diogenes zu leben und nur so viele weltliche Güter zu besitzen, wie in seinen Rucksack passten. Nur für seine Schulsachen würde er vielleicht eine Ausnahme machen, da die Schulbücher geliehen waren. Zusätzlich entschied er, in seiner Wohnung ohne Strom

---

[30] Diognes von Sinope, * vermutlich um 413 v. Chr. in Sinope; † vermutlich 323 v. Chr. in Korinth

bei Kerzenschein zu wohnen, mit nur einem dünnen Teppich als Bett und einem Pflasterstein als Kopfkissen. Den Pflasterstein hatte er einer Baustelle nahe seiner Wohnung entwendet (bis heute plagen ihn diesbezüglich leichte Gewissensbisse) und empfand ihn als äußerst glücklichen Fund – schließlich hatte er nun eine Kopfstütze, die eines Diogenes würdig war. Seine Nahrung nahm er kalt ein oder kochte sie in einem Emaille-Topf über glühenden Kohlen auf dem Balkon. All das gefiel ihm sehr, auch wenn seine Mitschüler sich über seinen teilweise unangenehmen Geruch beschwerten. Tom besaß auch keine Waschmaschine und wusch seine Kleidung fortan nur noch mit der Hand. Toms restliche Besitztümer bestanden aus einigen Löffeln, Kerzen und wenigen Kleidungsstücken, und natürlich dem Rucksack, in den all diese Dinge passen mussten. Er besaß weder einen Fernseher noch einen Computer, noch hatte er vor, sich je wieder einen anzuschaffen. Zudem entschied er sich, Kleidung aus schlichtem Stoff mit seinem ohnehin schon bestehenden Militärlook zu kombinieren. Dazu trug er eine aufziehbare Taschenuhr und liebäugelte mit einem Monokel.

Die Schattenseiten von Spezialinteressen

Auch wenn Spezialinteressen häufig als überwiegend positiv beschrieben werden, weil sie mit Freunde, Entspannung und Lustgewinn einhergehen, zeigt die Erfahrung aus der Autismus-Selbsthilfe, dass nicht wenige Betroffene Spezialinteressen auch dann als negativ empfinden können, wenn sie nicht den Charakter einer Zwangsstörung aufweisen. Insbesondere wenn Autisten sehr über ihr eigenes Störungsbild reflektiert sind und ihr Verhalten von einer Metaebene aus betrachten, können sie zu der schmerzhaften Einsicht gelangen, dass sie durch ihren Hang zu Spezialinteressen eventuell bestimmte Qualifikationen oder Schulabschlüsse nicht erreichen konnten, sie durch Monologisieren ihre sozialen Beziehungen belasten und ihre sehr eng umgrenzten Sonderinteressen wahrscheinlich nicht dazu geeignet sind, später beruflich in diesem Bereich zu arbeiten. Besonders schmerzlich ist es in diesem Zusammenhang, wenn ein bestimmter Beruf aufgrund eines Spezialinteresses ergriffen wurde, dieses Spezialinteresse aber anschließend verloren geht oder wechselt. Viele Betroffene berichten außerdem, dass sie während der Ausübung ihrer Spezialinteressen wichtige Aspekte der Selbstfürsorge wie regelmäßiges Essen, Trinken oder Toilettengänge ganz oder teilweise vergessen können.

Toms neues Spezialinteresse stieß nicht nur auf Entgeisterung, sondern auch auf Belustigung innerhalb seines Umfelds. Man schenkte ihm zu seinem Geburtstag einen mit Tonfarbe bemalten Ziegelstein mit einer Sommer- und einer Winterseite samt entsprechender Motive. Tom bedankte sich zähneknirschend, da er es durchaus als einen Scherz auf seine Kosten empfand. Ihm selbst war jedoch nicht zu Scherzen zumute, er nahm seine Sache sehr ernst. Tom war erneut seinem „*autistischen Wahnsinn*" verfallen.

Mit seinem neuen Spezialinteresse fühlte er sich erneut zunehmend einsamer unter den Menschen. Die große Einsamkeit seiner (frühen) Realschulzeit war zwar vergangen und er hatte noch immer seinen Bruder Ronnie und dessen Freunde an seiner Seite, doch die intellektuelleren und bodenständigeren Gespräche mit den Leuten vom Gymnasium taten ihm gut. Wie gerne hätte er Menschen um sich gehabt, die ihn akzeptierten wie Ronnie und gleichzeitig geistig anregten wie seine Kumpel von der Schule. Aber so jemanden gab es anscheinend nicht. Durch seinen neuen Lebenswandel war er zudem so exzentrisch wie noch nie. Niemand aus der Mitte der Gesellschaft hielt es so mit ihm aus oder wollte es mit ihm aushalten – und er nicht mit ihnen.

Aus lauter Verzweiflung und weil er sich scheinbar mit niemandem austauschen konnte, bastelte er sich ein Schild, das die Aufschrift trug: „*Mein Name ist Diogenes von Sinope und ich suche denkende Menschen*". Damit setzte er sich in der Innenstadt Braunschweigs vor einen Buchladen, auf eine verwandte Seele wartend, die ihm Liebe und Freundschaft anbot. Auch vor die Universität setzte er sich mit seinem Schild. Immerhin kam dort ein Student auf ihn zu und merkte an: „*Du suchst denkende Menschen? Da bist du an der Uni aber falsch, oder?*" Auch sein theatralischer Versuch, eine an der Oker sitzende Studentin mit den Worten „*Hallo, ich bin Tom und entweder du redest jetzt mit mir oder du wirst morgen in der Zeitung lesen: Junger Philosoph beging Selbstmord in der Oker*" als Gefährtin zu gewinnen, scheiterte kläglich.

In diesem desolaten Zustand war es auch nicht leicht für ihn, nach dem Abitur, welches er im Jahr 2009 und im Alter von fast 22 Jahren abschloss, eine berufliche Richtung einzuschlagen. Nach wie vor quälten ihn die Erfahrungen während seiner kaufmännischen Ausbildung bei Karstadt. Am liebsten hätte er Philosophie studiert, aber um sich diesen Wunsch zu erfüllen, hätte er ein halbes Jahr zum Semesterbeginn überbrücken müssen. Seine Eltern waren zwar bereit, ihn vorerst weiterhin finanziell zu unterstützen (wie sie es auch während seiner Zeit auf dem Gymnasium getan hatten), doch nicht, wenn er nur untätig zu Hause säße. Aus dieser Misere und weil Tom sonst zusätzlich sowohl aus dem Kindergeldbezug als auch aus der Familienversicherung ausgeschieden wäre, entschied er sich schließlich, etwas anderes zu studieren. Mit dem Anspruch, das Studium sofort und an einer der örtlichen Hochschulen beginnen zu können, war die Fächerauswahl nicht groß. Es musste aber etwas sein, bei dem es auf keinen Fall um musikalische, mathematische oder sportliche Fähigkeiten ging und mit dem er sich halbwegs identifizieren konnte. Unter den limitierten Optionen traf das zumindest teilweise auf das Studium des Umweltingenieurwesens zu. Dass ein Ingenieurstudium extrem mathelastig sein würde, war Tom zu diesem Zeitpunkt nicht klar. Er hatte niemanden, der ihn dahingehend beraten konnte, und er kam auch nicht auf die Idee, jemanden dazu zu befragen. Daher immatrikulierte sich Tom für dieses Fach, was sich schon nach kürzester Zeit als Fiasko herausstellen sollte. Bereits in den ersten Vorlesungen stellte er fest, dass die ansatzweise seine Interessen treffenden Bereiche wie Baustoffe oder Abwasser, die er mit Nachhaltigkeit und Minimalismus verband, auch nicht ohne mathematische Anteile auskamen. Dazu kamen noch Fächer, in denen es ausschließlich um komplexe Berechnungen und höhere Mathematik ging. Vor lauter Kringeln, Klammern und Hochzahlen an der Tafel gab er vorzeitig auf, nachdem er es sowieso nur sporadisch versucht hatte. Er dachte sich: *„Wenn das die erste Vorlesung war, reicht mir alleine die, um mein Studium zum Scheitern zu bringen. Ich werde nicht so verrückt sein und noch weiterhin hingehen, wenn es mir sowieso nichts bringt.“* Da er nicht mehr zu den Vorlesungen ging und keine Prüfungen ablegte, wurde er nach zwei Semestern Karenzzeit schlussendlich exmatrikuliert.

Während des Studiums schloss Tom sich einigen Freunden seines Stiefbruders an, die eine Kneipe eröffnet hatten, zu der eine Veranstaltungsbühne gehörte. Er konnte dort eine Zeit lang sowohl als Türsteher arbeiten als auch hinter der Bühne für Ordnung sorgen, um etwas Geld auf Basis eines Minijobs zu verdienen. Der Posten des Türstehers und Ordnungshüters gefiel Tom, da er nach klaren Regeln agieren konnte.

Sich mit den Gästen zu unterhalten, hätte ihn überfordert, aber Menschen nach festen Regeln abzukassieren oder rauszuwerfen, fiel ihm leichter. Er hatte durch seinen Kraftsport ohnehin eine imposante Figur und auch seine Glatze passte dazu. Wenn er von seinem Platz aus die Gäste inner- und außerhalb des Ladens beobachtete, stellte er dabei lange Überlegungen über deren Verhalten an. Primär empfand er diese Menschen als eine Ansammlung von Atomen und eine Konzentration von Masse. Er fragte sich, was diese Atome dazu bewog, sich derart anzuhäufen und anzuordnen, sodass eine soziale Situation daraus entstand. Außerdem spekulierte er, ob die Gäste ihre Getränke nur in der Hand hielten, weil ihnen sonst langweilig wäre.

Als Tom schließlich exmatrikuliert wurde, begann er sich erneut Sorgen wegen seiner finanziellen Situation zu machen. Dieses Problem schien einfach nicht wegzugehen. Er musste befürchten, irgendwann ohne Geld, Nahrung und Wohnung dazustehen. So erkundigte er sich bei dem Steuerberater der Kneipe, in der er arbeitete, ob denn der Minijob für den Bezug von Kindergeld und der Familienversicherung bei der Krankenkasse ausreichen würde. Der Steuerberater versicherte ihm, dass er diesbezüglich kein Sorgen zu haben brauchte. Diese Information stellte sich jedoch als falsch heraus. Es dauerte nicht lange und Tom bekam nach seiner Exmatrikulation Post. Ihm wurde mitgeteilt, dass er nicht mehr familienversichert war und kein Kindergeld mehr beziehen konnte. Nun wurde ihm klar, dass der Kindergeldanspruch nur für die Dauer eines Studiums galt. Seine Eltern würden begeistert sein. Auch die Familienversicherung bei der Krankenkasse erlosch mit dem 23. Lebensjahr. Der Minijob alleine würde nicht ausreichen, um Toms Lebensunterhalt zu finanzieren, und einen anderen Vertrag würde ihm der Chef nicht anbieten. Tom sah also ein großes, existenzielles Problem auf sich zukommen. Da er von seinem Kumpel Ronnie schon viel über Hartz IV[31] gehört hatte, dachte er sich, wäre dies vielleicht eine valide Option.

Parallel dazu hatte er außerdem im Internet eine junge Frau namens Larissa kennengelernt. Tom hatte sich intensiv und systematisch mit verschiedenen Single-Börsen im Netz auseinandergesetzt und auf

---

[31] Hartz IV ist die Bezeichnung für eine soziale Grundsicherung in Deutschland, welche 2005 eingeführt und 2023 durch das sog. Bürgergeld ersetzt wurde.

der Seite einer Community für Veganer und Vegetarier teilweise Gleichgesinnte gefunden. Die Seite besuchte er über die Computer der Universitätsbücherei oder aus Internetcafés. Die Suche nach einer geeigneten Partnerin war außerdem eine Sehnsucht, die ihn nie wirklich losgelassen hatte, während Tom nun bereits seit mehreren Jahren Single war. Vegetarier und Veganer entsprachen Toms Moralvorstellungen, da sie sich seiner Meinung nach um das Leid der Welt Gedanken machten. Durch viel Hingabe konnte er für sich das Online-Dating effektiv nutzen. Es dauerte nicht lange und es kam ein Kontakt mit der damals siebzehnjährigen Larissa aus dem Schwarzwald zustande. Sie war etwas größer als Tom, hatte lange rote Haare, trug genau wie er eher einfach gehaltene Kleidung und hatte bereits eine zweijährige Tochter namens Luisa. Larissa hatte, so sagte sie, auch einige philosophische Bücher gelesen, was Tom sehr beeindruckte. Die seelisch gefühlte Symbiose zwischen den beiden stellte sich schnell ein. Die Schwere und das Leid der Existenz quoll aus jeder ihrer Nachrichten, die sie sich schickten. Tom hatte das Gefühl, die „Eine" gefunden zu haben. Die Beziehung begann als Fernbeziehung, wobei es eher Tom war, der zu Larissa fuhr als andersherum. Sie besuchte ihn nur einmal in Braunschweig, weil sie alleine anreiste und deswegen eine Betreuung für ihre Tochter organisieren musste. Für diesen Besuch hatte Tom sogar extra ein Bett gekauft und eine Matratze vom Sperrmüll besorgt, damit sie nicht auf dem Boden schlafen musste. Larissa war genügsam und mit der Situation zufrieden. Es erschien ihm daher folgerichtig, sich mit ihr und ihrer Tochter eine Zukunft aufzubauen und in den Schwarzwald zu ziehen. Larissa wollte die Wohnung ihrer Eltern, bei denen sie zu diesem Zeitpunkt noch lebte, sowieso zügig verlassen. Aus diesen Gründen schmiedete Tom Pläne, wie er im Schwarzwald mit seiner neuen Familie leben könnte. Er mobilisierte sämtliche Ressourcen, die er auftreiben konnte. Auf eigene Faust suchte er in einer schönen Kleinstadt eine Wohnung, die Teil eines alten Zweifamilienhauses nicht weit entfernt vom Bahnhof war, mit knarzenden Bodendielen und charmanten Gasheizungen. Als er dann im Jahr 2010/11, im Alter von 23 Jahren, tatsächlich im Schwarzwald wohnte, ging er zum Amt und beantragte dort Hartz IV. Somit hatte er nicht nur seine finanziellen Probleme gelöst, sondern endlich auch eine Familie gefunden, nach der er sich so sehr sehnte.

Dysfunktionale Beziehung und endgültige Diagnose

Der Umzug verlief problemlos, denn Tom hatte ja so gut wie keine Möbel, die er aufwendig transportieren musste. Der Abschied aus Braunschweig fiel ihm auch nicht sonderlich schwer. Die räumliche Trennung von seinem Bruder Ronnie bedrückte ihn zwar ein wenig, aber die Sehnsucht nach einer eigenen Familie und einer Frau, die ihn liebte, überwog. Toms finanzielle Situation war durch die Anmeldung von Hartz IV zudem vorerst geklärt. Sein Traum von Zugehörigkeit in Form einer eigenen Familie schien sich zu erfüllen. Tom zog also mit wenig Sack und Pack in den Schwarzwald und ließ die Vergangenheit hinter sich. Die junge Patchworkfamilie lebte in einer spartanisch eingerichteten kleinen Wohnung ohne Telefon und ohne elektrische Geräte. Sie besaßen zwar einen bereits eingebauten Gasofen, aber keinen Kühlschrank. Nur eine Waschmaschine leisteten die beiden sich zusätzlich, mit Blick auf die Hygiene und die anfallenden Wäscheberge von Luisa. Anfangs verlief alles harmonisch. Die Situation war für alle Beteiligten neu und aufregend. Tom engagierte sich leidenschaftlich für die Tochter seiner Freundin und wurde zu deren bestem Freund. Tom spielte und tobte mit Luisa und half ihrer Mutter bei deren Erziehung. Er informierte sich über korrektes Erziehungsverhalten und war dem Mädchen ein guter Ziehvater. Dabei orientierte er sich sehr an seiner eigenen Kindheit, nahm davon das Gute und verwarf das Schlechte. Das junge Paar war sehr verliebt. Beide sehnten sich nach einer Art seelischer Verschmelzung und Einheit, unterhielten sich über alles, auch über ihre tiefsten Ängste, Sehnsüchte und schrecklichsten Erlebnisse. Beide kamen aus nicht einfachen Verhältnissen, doch würden sie ihr Elend durch ihre Liebe überwinden können.

Nach einigen Monaten begann sich etwas zu verändern. Es war ein schleichender Prozess, den Tom erst gar nicht richtig bemerkte.

Die Leichtigkeit des Anfangs ging verloren und wich einer wachsamer werdenden Angespanntheit. Die Symbiose, die zunächst ein tiefes Zusammengehörigkeitsgefühl ausgelöst hatte, entwickelte sich zu einer psychischen Abhängigkeit Toms. Die persönlichen Lebensprobleme und die dystopische[32] Weltsicht, die beide als so anziehend empfunden hatten, verwandelten sich nach und nach in Dinge, über die sie stolperten. Auch Toms autistisches Verhalten machte es für Larissa nicht leicht, mit ihm zu leben. Er fing an, in Kindersprache zu reden und die Stimme von Luisa zu imitieren. Tom fand das witzig und fühlte sich wohl damit, endlich selbst wieder ganz Kind sein zu können. Larissa hingegen ermahnte ihn, dass sie nun zwei Kinder im Haus hätte und dies nicht das wäre, was sie an einem Mann attraktiv fände. Das wiederum kränkte Tom, der so geliebt werden wollte, wie er war. Er verwies auf die psychologische Literatur zum inneren Kind[33] und dass auch Schwäche und Verletzlichkeit sehr männlich sein könnten. Er fühlte sich im Recht und war nicht bereit, sein Verhalten dahingehend zu ändern.

Toms autistisches Verhalten zeigte sich auch in einem Kontrollzwang hinsichtlich seines Gewichts. Er wog sich mehrmals täglich an verschiedenen Stellen auf dem Fußboden im Badezimmer und ermittelte den Mittelwert der sich je nach Stelle am Boden unterscheidenden Messergebnisse. Unter einer gewissen Störung und Zwanghaftigkeit hinsichtlich seines Körpers hatte er schon immer gelitten. Der Autismus zeigte sich auch darin, dass Tom auf Mehlpackungen Gesichter aufmalte und fortan festlegte, dass diese Packungen nicht mehr verbacken werden dürften, da sie ansonsten Schmerzen hätten und getötet würden. Er wünschte sich, dass Larissa die neuen Familienmitglieder anerkennen und in den Alltag mit einbeziehen würde. Das Verhalten Toms erschien ihr zunehmend unverständlich und merkwürdig. Larissa fühlte sich überdies allmählich kontrolliert und eingesperrt, da Tom sein gesamtes Leben und Handeln auf sie auszurichten schien. Sie begann, sich wieder verstärkt mit Freunden zu treffen. Tom orientierte sein Leben

---

32 Dystopisch = düstere Zukunftsvision

33 Das „innere Kind" ist ein psychologisches Konzept, das die emotionalen und kindlichen Anteile einer Person beschreibt. Es bezieht sich auf frühkindliche Erfahrungen und Gefühle, die das Verhalten und die emotionalen Reaktionen im Erwachsenenalter beeinflussen können.

dagegen völlig an der Beziehung zu Larissa und saß wartend zu Hause, bis sie endlich von ihren Verabredungen heimkehrte. Ihre Unabhängigkeitstendenzen führten bei Tom zu starken Verlustängsten, und je ambivalenter seine Freundin wurde, desto klammernder verhielt er sich. Es wurde dem Paar innerhalb eines Jahres schleichend klar, dass es sich in eine ausweglose Situation manövriert hatte, insbesondere durch die gemeinsame Wohnung. Larissa legte Tom nahe, sich in die Psychiatrie einweisen zu lassen, da er unter extremer Müdigkeit und Erschöpfung litt und morgens bereits am Frühstückstisch einschlief. Die Zwänge, der emotionale Stress und seelische Schmerzen hatten Toms emotionale Ressourcen erschöpft. Er willigte ein und meldete sich bei einem lokalen Hausarzt, um über eine erneute Einweisung in die Psychiatrie zu sprechen. Zwar hatte er Hemmungen, sich dafür einer bislang fremden Person gegenüber zu öffnen, doch das große Schild am Eingang, dass der Hausarzt auch „Psychotherapie“ anbiete, gewann Toms Vertrauen.

Der Hausarzt veranlasste, dass Tom sich auf eine Borderline-Persönlichkeitsstörung untersuchen lassen musste. Er drohte sogar damit, ihn nicht mehr zu behandeln, wenn er nicht einsehen würde, dass er Borderline hätte. Obwohl Tom diesen Verdacht nicht teilte, stimmte er zu und ließ sich in die Tagesklinik einweisen. Der Hausarzt machte schließlich auch „Psychotherapie“ und musste es daher wissen. Tom war sehr betroffen durch die Dynamik, die die Beziehung zu Larissa bekommen hatte. Zu diesem Zeitpunkt war er noch zu sehr darin verstrickt, um daraus die richtigen Schlüsse ziehen zu können, aber er ahnte, dass das alles kein gutes Ende nehmen würde. Dennoch hoffte er, durch eine ärztliche Abklärung eine Verbesserung seines Zustandes und schlussendlich auch der Beziehung herbeiführen zu können.

In der Tagesklinik im Schwarzwald wurde eine Borderline-Störung ausgeschlossen. Es gab zwar einige Schnittmengen zu Toms Zustand und Verhalten, aber es wurde schnell offensichtlich, dass etwas ganz anderes mit Tom nicht stimmte. Bereits beim ersten Gespräch mit der Psychologin nährten sich Zweifel an der Diagnose des Hausarztes. Die Tatsache, dass Tom auf Nachfrage nicht angeben konnte, wie alt seine Mutter sei (und ihm dies auch völlig egal zu sein schien), verdutzte die Psychologin so sehr, dass sie prompt dazu anhob zu fragen, ob er denn wenigstens wisse, wie seine Mutter hieße. Ein anderes Mal ließ

Die Borderline-Persönlichkeitsstörung nach ICD-11

Das ICD-11 (World Health Organization 2024b) beschreibt die Borderline-Persönlichkeitsstörung als ein tiefgreifendes Muster von Instabilität in zwischenmenschlichen Beziehungen, des Selbstbildes, der Affekte sowie ausgeprägter Impulsivität. Dazu kommen weitere typische Symptome:

- Eine ausgeprägte Neigung, vermutetes oder tatsächliches Verlassenwerden zu verhindern
- Identitätsstörung mit einer anhaltenden Störung des Selbstbildes
- Impulsivität
- Emotionale Instabilität
- Chronische Gefühle von innerer Leere
- Unangemessene intensive Wut oder Schwierigkeiten, die Wut zu kontrollieren
- Vorübergehende dissoziative Symptome oder psychoseähnliche Zustände

Außerdem haben viele Betroffene das Gefühl der persönlichen Unzulänglichkeit oder empfinden sich als schlecht, schuldig oder abstoßend. Eine tiefgreifende Erfahrung, sich selbst als grundlegend anders als andere zu erleben und von diesen isoliert zu sein, ist ebenso typisch für Menschen mit Borderline. Zudem beschreibt der ICD-11 eine erhöhte Empfindsamkeit gegenüber Ablehnungserfahrungen sowie Schwierigkeiten, Vertrauen zu anderen aufzubauen und ein häufiges Missinterpretieren sozialer Signale durch die Betroffenen.

Im ICD-10 findet sich die Borderline-Persönlichkeitsstörung mit leicht abweichenden Kriterien unter der Bezeichnung *„Emotional-instabile Persönlichkeitsstörung"*.

sich eine Patientin unter Tränen von der Klinik beurlauben, nachdem Tom in einer Gruppensitzung ausführlich geschildert hatte, dass Menschen für ihn nur Gegenstände seien. Den finalen Hinweis auf das Asperger-Syndrom bekam die Psychologin jedoch erst, als sie Toms alte Klinikberichte aus seiner Teenagerzeit anforderte und las. Der Verdacht des Kinder- und Jugend-Psychologen in Königslutter schien sich zu bestätigen. Die Ärztin aus der Tagesklinik wollte aber sichergehen und schickte Tom für eine weitere Abklärung der Diagnose nach Freiburg an die Universitätsklinik zu Dr. Dr. Andreas Riedel, einem der renommiertesten Autismus-Spezialisten aus dem deutschsprachigen Raum. Dieser erfahrene Arzt bestätigte den Verdacht sofort. Toms Diagnose auf das Asperger-Syndrom galt von nun an als gesichert. Von diesem Zeitpunkt an sollte es nicht mehr lange dauern, dass Tom sowohl seine

Vergangenheit als auch seinen Autismus grundlegend reflektieren und neu begreifen sollte.

Parallel zu Toms Untersuchungen in der Tagesklinik im Schwarzwald entwickelte sich seine Beziehung zu Larissa entgegen seinem letzten Hoffnungsschimmer immer schlechter. Am Ende war sie es, die die Beziehung endgültig beendete und aus der gemeinsamen Wohnung auszog. Als die Beziehung vorbei war, endete auch Toms Diogenes-Phase, da er die Erkenntnis hatte, dass der Zwang, zu besitzen, lediglich von dem Zwang, den Besitz ablegen zu wollen, ersetzt worden war. Sein erklärtes Ziel sollte es werden, den Besitz hinzunehmen, wie er kam. Wenn er vorhanden war, war es gut, wenn er nicht vorhanden war, war es auch gut.

Die Trennung von Larissa und Luisa löste zunächst unerträgliche existenzielle Schmerzen und Liebeskummer in Tom aus. Er war hochsuizidal, da er sich von allem und jedem und vor allem von seinem Traum, eine heile Familie zu finden, verlassen fühlte. An diesem Punkt seines Lebens plante er seinen Suizid mit vollem Vorsatz und hätte ihn auch durchgeführt, wenn er dazu in der Lage gewesen wäre. Er stieg immer wieder auf hohe Gebäude und wollte sich zum Springen animieren. Er glaubte, dass es unwahrscheinlich sei, dass das Leben noch einmal besser werden würde. Statistisch gesehen würde alles nur noch schlimmer werden, davon war er überzeugt. Diese Sichtweise und warum es als statistisch sicher gelten könne, dass er die Hochphase seines Lebens nun hinter sich hatte, vertrat er auch gegenüber seinen alten Freunden aus Braunschweig, die er am Telefon um Beihilfe zum Suizid bat. Dazu stellte er komplexe Berechnungen auf, über die er unter Tränen referierte. Den Suizid vollzog Tom aber nicht, da er sich immerzu vorstellte, wie eine fremde Person seine Leiche finden und dadurch ein Trauma entwickeln könnte. Er brachte es, wie bereits als Kind und Jugendlicher, nicht fertig, sich selbst zu töten.

Toms Mutter hatte ebenfalls über ein Telefonat mit Tom davon erfahren, dass ihr Sohn von einem Hochhaus springen wolle. Diese Nachricht schockierte sie zutiefst. Vor einigen Jahren war ihr Sohn Tom in der Psychiatrie gewesen, hatte sich danach aber – von seinem Diogenes-Wahn abgesehen – gut entwickelt. Sein Abitur hatte er abgeschlossen und auch sein erstes Geld verdient, wenn auch nicht viel. Es war sicher nicht alles perfekt, aber er schien im Schwarzwald sein Glück gefunden zu haben.

Nun erfuhr sie aber, dass er sich noch schlechter fühlte als vor der Psychiatrie, dass er sein Leben beenden wollte. Und zwar mit einer Hartnäckigkeit, die ihr angst und bange werden ließ. Dass das eigene Kind in den Tod springen wollte, war für Elke der Gipfel des Schmerzes, den zu ertragen sie imstande war. Es markierte die schlimmste Zeit ihres Lebens, weil sie nicht wusste, was sie tun sollte. Sie war Hunderte von Kilometern von ihrem Sohn entfernt, der seelische Qualen litt, und sah keinen Weg, ihm zu helfen. Schlimmer noch: Ihr Sohn referierte ihr gegenüber am Telefon von seinen Absichten und es hätte jederzeit so weit sein können, sogar gleich nach oder noch während des Gesprächs. Elke ging schwer verstört zu ihrer Vorgesetzten und erzählte ihr von Toms Zustand und seiner Autismus-Diagnose. Die Vorgesetzte versuchte daraufhin, Toms Ärztin im Schwarzwald anzurufen. Die Ärztin vor Ort meldete zurück, dass sie nicht glaubte, Tom würde springen, da er dafür zu feige sei. Elke konnte sich daraufhin ein wenig beruhigen, fiel in Folge dieses Auslösers aber selbst in eine schwere Depression.

Tom trug sich weiterhin mit Suizidgedanken, schob sie aber zur Seite, als er merkte, sie nicht umsetzen zu können. Er entschied, den Schwarzwald zu verlassen. Im Schwarzwald hatte er keine Freunde und er wusste auch nicht, wie er welche hätte finden sollen. Damit blieb für ihn nur noch die Rückkehr in seine Heimatstadt.

Zurück in Braunschweig

Die erste Zeit in Braunschweig war sehr herausfordernd. Noch immer litt Tom unter starkem Liebeskummer, abgewechselt von fast zwanghaften Gedanken an das Thema Autismus, die ihn seit seiner Diagnose in Freiburg quälten. Er fühlte sich allein und perspektivlos und mit seiner Freundin, so dachte er, hätte er das Einzige verloren, was seinem Leben Sinn gegeben hatte. Da er über keinerlei feste Tagesstruktur verfügte, die ihn von seinen Grübeleien abhalten konnte, verbrachte er seine Zeit weiterhin damit, sich seinen Freitod auszumalen. Er verschaffte sich Zugang zu verschiedenen Treppenhäusern oder Hausdächern und versuchte, seinen Körper hinunterzuwerfen. Wie angewurzelt blieben seine Füße jedoch stehen, den Befehl verweigernd, den er im Geiste zu ihnen sprach. Tom brachte es einfach nicht fertig, sich zu töten.

Autismus wurde jetzt ein neues Spezialinteresse und er machte sich viele Gedanken darüber, was der Umstand, autistisch zu sein, für ihn bedeuten könnte. Zudem beschäftigte ihn insbesondere die Frage nach der Häufigkeit von Autismus. Im Internet konnte er lesen, dass bis zu ein Prozent aller Menschen autistisch sein sollte, allerdings war er noch nie einem Menschen begegnet, der so war wie er. Je mehr Tom sich damit befasste, desto mehr Fragen kamen auf. Er geriet ins Grübeln, zweifelte an der Diagnose, fand sich darin wieder und verwarf den Gedanken erneut. Auch der Austausch mit anderen Betroffenen über ein Internetforum verwirrte ihn, da Autisten laut Literatur als rational und sachlich beschrieben wurden. Die Debatten im Forum empfand er jedoch als ähnlich unsachlich und politisch wie andernorts auch. Auch störte es ihn, dass viele ihren Autismus scheinbar als etwas Positives ansahen oder stolz darauf waren. Das war für Tom unvorstellbar, da er oft sehr gelitten hatte, einsam war und sogar psychiatrische Hilfe in Anspruch nehmen musste. Die Zweifel an seinem Autismus veranlassten ihn schließlich, seine Diagnose im Jahre 2012/13 erneut, diesmal über das Max-Planck-Institut in Göttingen, überprüfen zu lassen. Dort wurde ebenfalls ein deutlicher Autismus festgestellt. Zunehmend wollte er „echten“ Autisten im „echten“ Leben begegnen. So nahm er sich außerdem vor, in Braunschweig künftig eine Autismus-Selbsthilfegruppe zu besuchen.

Etwas Trost fand er neben seinen Recherchen über das Autismus-Spektrum wie so oft in der philosophischen Literatur. Neben Schopenhauer und Heidegger hatten es ihm jetzt vor allem die Werke Emile Ciorans angetan, der viel über den Freitod schrieb. In ihm fand Tom eine verwandte Seele, die seine Qualen teilte und ihm – wieder einmal – eine geistige Heimat bot.

Immerhin fand Tom auch im realen Leben eine gut gelegene Wohnung mit einer hervorragenden Aussicht und schön geschnittenen Zimmern. Ein neues Refugium, in das er sich zurückziehen und über sich, seine Vergangenheit und die Zukunft nachdenken konnte. Während dieser Zeit vertraute Tom sich seiner Mutter an. In ihr fand er eine geduldige Zuhörerin und seit vielen Jahren ergaben sich wieder die ersten persönlichen Gespräche zwischen ihnen. Wie schon beim ersten Mal, als Tom die Psychiatrie in Königslutter verlassen hatte, setzte sie auch dieses Mal auf Arbeit als Mittel gegen Aussichtslosigkeit und Trübsinn. Tom sollte sein eigenes Geld verdienen und endlich ein geregeltes Leben führen. Diese Gedanken beruhigten ihn ein wenig, denn auch er spürte, dass ein geregelter Tagesablauf und eine gesunde Selbstständigkeit ihm helfen würden, in die Normalität zu finden. Ein Job würde ihn unter Menschen bringen, er hätte eine feste, planbare Aufgabe und Ablenkung gegen seine schlechten Stimmungen. Zumindest redete er sich das ein. Er würde also zum Feind – dem Arbeitsmarkt – zurückkehren.

Zunächst war er bereit, auch einen Ein-Euro-Job anzunehmen. Um keine Zeit verstreichen zu lassen, machte er zügig einen Termin mit der Jobvermittlung des Jobcenters aus. Kurz darauf saß er einer Mitarbeiterin gegenüber, der er seine Jobvorstellungen schilderte. Die Mitarbeiterin hörte verständig zu und machte sich Notizen. Ehrlich wie er war, berichtete Tom aber auch davon, gerade erst in der Psychiatrie gewesen zu sein. Die Mitarbeiterin stoppte sofort ihre Notizen und bremste Tom, indem sie ihm die Auflage erteilte, sich zunächst einmal bei einem Amtsarzt vorzustellen. Das sei eine rechtliche Absicherung, die in diesen Fällen vorgesehen sei. Damit hatte Tom nicht gerechnet, aber er holte sich einen entsprechenden Termin, der zeitlich noch ein wenig in der Zukunft lag. Das gab ihm ein entlastendes Gefühl, weil er bis zu diesem Termin noch genügend Zeit haben würde, konkreter über seine Perspektiven und Wünsche nachzudenken. Er würde für den Rest seiner Tage in einem Leben überleben und existieren müssen, das er nicht wollte, das er aber auch nicht beenden konnte. Wenigstens die Zahlungen von Hartz IV sicherte die Mitarbeiterin Tom mit sofortiger Wirkung zu. Das war zwar weniger gut, als glücklich zu sein, aber immerhin besser, als gar nichts zu haben.

Die Zeit bis zum Termin bei dem Amtsarzt nutzte Tom, um das erste Mal in der Selbsthilfegruppe vorbeizuschauen. Die Gruppe war Bestandteil der Autismusambulanz Lebenshilfe Braunschweig e.V. und bot die Möglichkeit zum gemeinsamen Austausch unter Betroffenen. Vor dem Treffen war er sehr nervös. Er malte sich aus, wie die anderen Autisten wohl sein würden und fragte sich, ob er selbst wohl autistisch genug wäre, um bei den Treffen mitzumachen. Zu seiner Überraschung war die Gruppe sehr heterogen. Für viele seiner Probleme fand er endlich Menschen, die ihn verstanden. Insbesondere die Kontaktschwierigkeiten, das Gefühl, wie ein „Alien" zu sein, und seinen Hang zu Spezialinteressen teilten dort fast alle. Tom erkannte aber auch Eigenschaften von sich bei den anderen wieder, über die er sich zuvor kaum Gedanken gemacht hatte. So hatte er zum Beispiel nie in Erwägung gezogen, dass seine Geräuschempfindlichkeit auch autismusbedingt sein könnte.

Aufgrund des recht tiefen Wissens zum Thema Autismus (er hatte inzwischen viel darüber recherchiert) und seiner redseligen Art wurde Tom schnell eine zentrale Figur in der Gruppe. Es dauerte dann auch nicht lange und er übernahm die Leitung der Selbsthilfegruppe auf ehrenamtlicher Basis, als kurzfristig nach einer neuen Leitung gesucht wurde.[34] Die Gruppe zu führen und zu strukturieren, fiel ihm leicht. Toms soziale Fähigkeiten, die er intuitiv während seiner Freundschaft

---

[34] Die Selbsthilfegruppe, die Tom vor bald fünfzehn Jahren (Stand 2024) zu leiten begann, existiert heute noch und wird, trotz seiner zahlreichen beruflichen Verpflichtungen, weiterhin ehrenamtlich von ihm geführt.

mit Ronnie erworben hatte, spielten ihm hier zu. Im Rahmen seiner Funktion als Selbsthilfegruppenleiter entstand wenige Jahre später auch ein erster, großer Zeitungsartikel über Tom, in dem er öffentlich über seinen Autismus sprach. Die Idee war, zusammen mit der Psychologin und späteren Leitung der Autismusambulanz, Sylva Schlenker, für mehr Sichtbarkeit und Akzeptanz von autistischen Menschen zu sorgen und die Selbsthilfegruppe zu bewerben. Der ganzseitige Artikel in der Braunschweiger Zeitung hatte eine Auflage von rund 100.000 Exemplaren und ist bis heute im Internet abrufbar (Antelmann 2015).

Einige Monate, nachdem er beim Jobcenter vorstellig geworden war, saß Tom dann tatsächlich beim Amtsarzt. Dieser fragte ihn direkt, ob er arbeiten könne. Tom antwortete ehrlich, dass er das nicht wisse. Er habe von diversen Menschen dazu Unterschiedliches vermittelt bekommen und verwies auf seine Akte, die dem Arzt ja vorläge. Dieser hatte die Akte aber nach eigener Aussage gar nicht gelesen und schien sich auch nicht dafür zu interessieren. Er schlug die Akte nicht auf, obwohl sie auf seinem Tisch zu liegen schien. Somit endete das Gespräch abrupt und der Arzt schrieb Tom zunächst einmal erwerbsunfähig. Er solle gesund werden und eine Therapie machen, bevor er wieder an Arbeit denke. Nach einem weiteren halben Jahr erhielt Tom dann erneut Post vom Amtsarzt mit der Aufforderung, zu einem zweiten Gespräch zu erscheinen. Auf die dort gestellte Frage, ob sich seit dem letzten Besuch etwas geändert habe, antwortete Tom erneut wahrheitsgemäß mit „Nein", da er zu diesem Zeitpunkt nicht einmal einen Therapieplatz bekommen hatte. Die Wartezeiten waren lang, und selbst wenn er einen Termin bekommen hätte, müsste eine entsprechende Therapie ja auch erst anschlagen. Der Arzt war mit dieser Antwort zufrieden und tauchte auch nicht tiefer in die Materie ein. Tom durfte nach Hause gehen.

Nach einer Weile erhielt er einen weiteren Brief. Diesmal war er von der Rentenversicherung. Es wurde ihm darin mitgeteilt, dass ein Gutachter nach Aktenlage entschieden hätte, dass Tom dauerhaft voll erwerbsgemindert sei und es keine Aussicht auf eine Verbesserung seines Zustandes gebe. Tom solle Grundsicherung wegen Arbeitsunfähigkeit beim entsprechenden Versorgungsamt beantragen. Er wusste nicht, dass eine Erwerbsminderungsrente oder, wie in seinem Fall, ein lebenslanger Grundsicherungsbezug, auf diese Weise beschlossen werden konnte. Er hatte keine Kenntnis darüber, was genau passiert war. Er hatte nicht einmal gewusst, dass der Amtsarzt seine Akten weitergeleitet hatte, denn er wurde nicht weiter angehört, sondern vor vollendete Tatsachen gestellt. Ein wenig komisch fand er das schon. Er begriff aber, dass der Zustand der Erwerbsminderung seine Mutter von weiteren Zahlungen ihm gegenüber befreien würde. Zuvor hatten Jobcenter und Grundsicherungsamt nämlich das Einkommen seiner Eltern herangezogen, um Tom zu finanzieren – sehr zum Leidwesen von Toms Mutter Elke. Das hatte sie oft genug erwähnt und diese Erwerbsminderung immer schon als Notfall-Alternative zur Arbeitslosigkeit und zum Ausweg aus ihrem finanziellen Fiasko gesehen. Aufgrund der hohen Zahlungen und der Sorge um ihren Sohn hatte Elke selbst eine Depression entwickelt und kam in psychotherapeutische Behandlung. Schon immer hatte sie, insbesondere in ihren Lehrjahren zur Krankenschwester, jeden Pfennig dreimal umdrehen müssen. Jetzt musste sie mit ansehen, wie ein großer Teil ihres hart erarbeiteten Geldes vom Jobcenter ihres Sohnes abgezweigt und einbehalten wurde. Ihr selbst blieb nun kaum mehr als das absolut Nötigste. Dies war ein Umstand, der auch Tom sehr belastete und wegen dem er sich selbst als eine Art unfreiwilliger Parasit oder Schmarotzer empfand. Der Erhalt der Erwerbsminderungsrente würde aber nicht nur seine Mutter finanziell entlasten, sondern auch ihn selbst von dem Druck befreien, sich vor Ämtern rechtfertigen zu müssen, endlich beruflich tätig zu werden. Dass diese dauerhafte Erwerbsminderung, in die er hineingestempelt wurde, die vielleicht größte Fehlabbiegung seines Lebens werden sollte, würde Tom aber erst viele Jahre später begreifen.

Zunächst stellte sich das erleichternde Gefühl ein, ein Leben nach den eigenen Vorstellungen führen zu können. Insofern freute er sich anfangs über die Erwerbsminderung. Es ging ihm zwar noch immer schlecht, aber nicht so schlecht, dass er wie die anderen für sein Geld hätte arbeiten müssen. Mit Mitte zwanzig kam er in der sozialen Rangordnung nun also gleich nach den Millionären. Zwar hatte er keine Millionen, da er aber sehr bescheiden sein konnte, brauchte er diese auch nicht. Er hatte nun alle Zeit der Welt, sich mit dem Autismus-Spektrum, seiner noch immer bestehenden Leidenschaft des Muskeltrainings und vor allem den Frauen zu beschäftigen. Letztere waren, da er immer noch stark unter Liebeskummer litt, sein aktuell größtes Problem. Mit unendlich viel Zeit konnte er nun jedoch unendlich viele Frauen kennenlernen. Dann, so dachte er, würde er seine große Liebe schon finden. Dass er kein Geld hatte, wäre dabei egal, da man ihn ja für seine philosophischen Ideen und seine Muskeln lieben würde. Damit konnte man das leere Portemonnaie kompensieren, dachte er.

Die Geburt der zehn Prinzipien

Je mehr Tom sich mit dem Thema Autismus beschäftigte, umso stärker erkannte er, dass er seinen Symptomen nicht hilflos ausgeliefert war. Es gab sogar richtige Erkenntnissprünge, die ihn ordentlich im Leben voranbrachten. Zum einen hatte er bereits Dinge erreicht, zu denen andere Autisten nicht fähig waren, zum anderen sah er, dass manche Autisten gar nicht so unglücklich waren wie er selbst. Dies, so erkannte er, lag oft an einem sehr wertschätzenden Umfeld, das ihm selber fehlte. Die Diagnose, in Kombination mit den familiären Belastungsfaktoren, bot eine Erklärung seiner überwiegend negativen Kindheits- und späteren Beziehungserfahrungen. Das, so ahnte Tom, könnte ihm letztlich helfen, sich selbst und seine Lebensumstände noch stärker zum Positiven zu verändern. Tom fühlte sich erstmals nicht mehr als Opfer, sondern erfuhr sich als jemand, der aus der Erkenntnis heraus aktiv etwas für sich und sein weiteres Dasein tun konnte. Zeit für diese Entwicklung hatte er inzwischen genug.

Das Wissen aus den Büchern reichte bald nicht mehr aus. Tom wollte es mit Leben füllen und dort nachfragen, wo die Menschen um ihn herum wirklich miteinander interagierten. Er erinnerte sich erneut zurück, als er in der zehnten Klasse war und sein Banknachbar in der Realschule ihm sagte, dass Menschen sich mittels Blickkontakt und Mimik verständigten. Diese Aussage hatte Tom damals zwar gehört, aber nur zu einem Bruchteil als das wahrgenommen, was es tatsächlich war, nämlich als einen Meilenstein der Erkenntnis. Ein anderes Mal hatte eine Bekannte ihm vorgeworfen, sein Mund würde zwar öfters lachen, seine Augen hingegen lachten nie. Auch die bizarre Behauptung seines Gymnasiallehrers, Gestik und Mimik würden den Großteil der Kommunikation ausmachen, kam ihm wieder in den Sinn. Er fragte sich, ob ihm wohl eine grundlegende Fähigkeit in diesem Bereich fehlen würde, wie es auch häufig in den Autismus-Büchern geschrieben stand. All diese Rätsel ließen sich mithilfe seiner neuen Erkenntnisse – seiner Diagnose – lösen, das wusste er nun.

Tom begann, alle Menschen in seinem Umfeld zu dieser Form der Kommunikation zu befragen. Wie drückten Menschen ihre Gefühle mittels Mimik aus, welche Gesten konnte man zusätzlich verwenden und wie konnte es sein, dass Menschen sich ohne Worte verständigten? Was brachte es ihnen, sich „einfach nur so" zu treffen, ohne ein genaues Thema miteinander zu besprechen?

Was war das Wesen von menschlicher Kommunikation? Tom löcherte seine Eltern, seine inzwischen häufig wechselnden Partnerinnen und jeden, der bereit war, ihm (so lange wie nötig) Auskunft zu erteilen. Die realen Antworten, aus dem aktiven Leben gegriffen, rundeten die wissenschaftlichen Erkenntnisse ab.

So wurde ihm zum Beispiel klar, warum er und andere Autisten stets einen Sachgrund benötigten, um mit anderen ins Gespräch zu kommen. Die Menschen um ihn herum verwendeten ihre Mimik, um ihr Interesse zu signalisieren. Sie luden ihr Gegenüber mit einem Lächeln oder einer offenen Körperhaltung praktisch zu einer Unterhaltung ein. Da Tom auf diese Signale nie geachtet hatte, blieb ihm bis dato nur der Aktionismus, wie bei der Studentin an der Oker, der er mit Suizid gedroht hatte, würde sie nicht mit ihm sprechen wollen. Da er um diese Mechanik nun aber wusste, würde er es in Zukunft besser machen können.

Nachdem er nun die wissenschaftlichen Erkenntnisse und zusätzlich Aussagen aus der Praxis gesammelt hatte, wollte Tom dieses Wissen auch erproben und durch eigene Erfahrungen vertiefen. Am besten ging dies, indem er es in Liebesbeziehungen anwandte. Mit Frauen hatte er all die Jahre über immer mal wieder Beziehungen geführt, wenn auch nicht dauerhaft glücklich. Aber er war erfahren darin, solche Beziehungen aufzunehmen, beispielsweise durch schriftliche Anfangskommunikation in Partnerbörsen. Er hatte den Dreh raus und wusste, wie er die Aufmerksamkeit auf sich ziehen konnte. Durch seine Optik fiel es ihm zusätzlich leicht, denn er war ein attraktiver, gut trainierter junger Mann. Immer wieder kam es vor, dass Frauen ihm ihre Beziehungsvorstellungen mitteilten. Diese unterschieden sich zwar teilweise stark von denen, die Tom sich für sich selbst vorgestellt hatte, da er aber lernwillig

Sozialtraining für Menschen im Autismus-Spektrum

Seit vielen Jahrzehnten gibt es im Bereich Autismus-Therapie Methoden, die Menschen im Autismus-Spektrum helfen können, soziale Signale und zwischenmenschliche Verhaltensweisen besser zu verstehen beziehungsweise für Interaktionen nutzen zu können (Matzies-Köhler 2024). Beispielsweise bedient man sich der „*Social Stories*", zu Deutsch auch „Soziale Lerngeschichten" in Anlehnung an Carol Gray, die Menschen mithilfe von konkreter Sprache und deutlichen Handlungsanweisungen einen Einblick in das zwischenmenschliche Verhalten geben (Gray 2024; Gray 2019; Gray 1998). Die Geschichten beschreiben zum Beispiel, wie man sich in verschiedenen Situationen begrüßt, wie Menschen sich fühlen, wenn sie nicht begrüßt werden, und wie Begrüßungen sich je nach Beziehungsstatus der Personen unterscheiden können. Selbiges kann man durch „*Comic Strip Conversations*" machen, in denen soziale Interaktionen durch illustrierte Situationsanalysen sichtbar gemacht und gegebenenfalls einer Lösung (einer vorliegenden missglückten Interaktion) zugeführt werden können (Gray 1998).

In Einzelsituationen kann Menschen im Spektrum zudem geholfen werden, mithilfe von Rollenspielen, Software-Programmen zur sozialen Interaktion oder Fotos, Mimik, Gestik, Körpersprache und Tonfall anderer Menschen (und bei sich selbst!) einschätzen zu lernen. Thematisiert werden können ebenfalls der Einsatz von Redewendungen und Metaphern in Gesprächen sowie Stilmittel wie Hyperbeln, Ironie und Sarkasmus und/oder Perspektivübernahmen und *Theory of Mind*. Hierbei lernen Menschen im Spektrum zum Beispiel, dass das Gesagte nicht immer das ist, was gemeint ist.

Aber auch in Gruppensituationen (Soziale Kompetenzgruppen) kann das soziale Verhalten studiert und ausprobiert werden. Hier lernen Menschen im Spektrum mithilfe von Coaches, wie sie beispielsweise Smalltalk führen oder soziale Signale interpretieren können.

Bei all diesen „Trainings" wird auch erläutert, warum diese Verhaltensweisen in der sogenannten neurotypischen Gesellschaft als sinnvoll erachtet werden.

war, war er bereit, diverse Variationen der Liebe auszuprobieren. Beispielsweise testete er offene Beziehungen[35] aus oder auch polyamore[36] Verbindungen. Wie, wenn nicht durch praktisches Ausagieren, sollte er seine Erfahrung in diesen Dingen mehren?

---

35 In einer offenen Beziehung besteht die Absprache, dass die Parteien wissentlich die Freiheit haben, auch andere Sexualpartner als einander zu haben.

36 Polyamorie ist eine Form des Liebeslebens, bei der ein Mensch mehrere Partner liebt und mit ihnen eine Beziehung führt. Dieser Umstand ist allen, die involviert sind, bekannt und wird von ihnen akzeptiert.

Tom spürte schnell, dass diese alternativen Liebesformen ihm nicht entsprachen. Je mehr Beziehungen er führte, umso deutlicher wurde für ihn folgender Aspekt: Egal, in welcher Form er eine Beziehung führte, es gab immer wiederkehrende, ähnliche Stolpersteine. Fast alle seiner Partnerinnen waren zum Beispiel selbst psychisch erkrankt, die meisten hatten eine diagnostizierte Borderline-Persönlichkeitsstörung. Neben sexuellen Eskapaden wurde Tom in diesen Beziehungen regelmäßig betrogen und am Ende verlassen. Auch kam es häufiger zu Gewalt, wenn seine Freundinnen sich selbst verletzten oder Tom körperlich attackierten. Eine seiner Partnerinnen, die ihn zuvor die Treppe heruntergetreten hatte, sagte ihm, er solle sich diesbezüglich nicht so anstellen, da es laut aktueller Studienlage ganz normal sei, dass Männer von ihren Frauen geschlagen würden. Dieselbe Partnerin spuckte ihm auch ins Gesicht und teilte ihm daraufhin mit, dass dies ihre persönliche Ausdrucksform von Liebe und Wertschätzung für ihn sei.

Tom stand solchen Übergriffen nachsichtig gegenüber, da er selbst eine psychiatrische Diagnose hatte und wusste, wie es war, ein leidvolles Leben zu führen. Er verstand die Beziehungen als den Versuch zweier erkrankter Menschen, das Beste aus ihrem Leben zu machen. Er war kritisch mit sich selbst, denn er wusste, dass er selbst viele Schwächen hatte. Auf eine bestimmte Art und Weise fühlte er sich sogar emotional abhängig von seinen Frauen. Auch das kannte er schon von früher. Er war liebessüchtig und hatte das Gefühl, ohne die Bestätigung einer anderen Person wäre sein eigenes Leben nichts wert. Trotzdem sehnte er sich nach einer harmonischen Beziehung, in der er glücklich werden konnte.

Da Tom klar und analytisch reflektierte, stellte er eines Tages fest, dass, wenn er immer wieder an Menschen mit bestimmten Verhaltensweisen oder Erkrankungen geriet, er selbst einen Anteil daran haben musste. Er selbst war die einzige Konstante in all seinen Beziehungen. Wenn zwei Prozent aller Frauen in der Bevölkerung eine Borderline-Persönlichkeit hatten, er selbst aber fast ausschließlich Borderlinerinnen anzog, war dies sein persönliches Muster, das er aus sich selbst erzeugte. Wollte er also eine glückliche Beziehung führen, musste er sich selbst ändern. Zuvor hatte er stets geglaubt, die Welt, das Schicksal oder „die Frauen" wären an seinem Elend schuld. Nun erkannte er seine eigene Verantwortung und konnte diesen Umstand verändern.

In diesem Zusammenhang kam auch das Thema Geld erneut auf. Immer wieder provozierten seine Partnerinnen ihn damit, dass sie sich nie wirklich hätten vorstellen können, mit jemandem zusammen zu sein, der nicht arbeiten würde. Sie ertrügen es nicht, täglich zur Arbeit zu gehen, während er zu Hause sitze und das Leben genieße. Er wäre ein Sozialparasit und Schmarotzer. Er wäre körperlich gesund, jung und intelligent, also gäbe es keine Ausrede für ihn, sein Schmarotzerdasein nicht zu beenden. Diese Vorwürfe, die Tom rational nachzuvollziehen versuchte, verfolgten ihn immer mehr. Selbst das Knüpfen von Freundschaften wurde zur Qual. Wo auch immer er versuchte neue Menschen kennenzulernen, fragte man ihn zuerst nach seinem Beruf. Anschließend wurde nachgebohrt und Tom musste sich rechtfertigen, warum er nicht arbeitete. Das belastete ihn so sehr, dass er nie mehr jemanden kennenlernen wollte und fast sozialphobische Züge bekam. In den sozialen Medien las er zudem häufig Beiträge und Kommentare, nach denen Menschen ohne Arbeit besser keine Kinder bekommen sollten. In diesen Momenten schämte Tom sich für seine Erwerbsminderung und seinen parasitären Wunsch, eine Familie zu gründen. Als Sozialhilfeempfänger hatte er scheinbar kein Recht, sich fortzupflanzen. Zumindest, wenn es nach einigen anderen ging. Seine Ex-Partnerinnen gehörten anscheinend dazu.

Wegen seines Dilemmas suchte Tom verschiedene Beratungsstellen auf, aber niemand schien ihn zu verstehen. Eine Psychologin riet ihm, er solle seine Erwerbsminderung einfach genießen lernen. Das Leben sei wie ein Fluss, den es vom Ufer aus zu beobachten gelte. Auf Frauen oder Freunde müsse er verzichten lernen, das würde schließlich eh überbewertet. Er müsse lernen, allein zu sein. Auf seinen Einwand, dass er immer schon allein gewesen sei, bescheinigte die Psychologin ihm, dass er schwer psychisch krank sei und sowieso nie werde arbeiten können. Wenn er doch arbeiten wolle, so riet sie ihm, solle er sich die entsprechenden Qualifikationen einfach aus dem Internet ausdrucken, dort gäbe es heute schließlich alles.

Bei einer anderen Psychologin, die auf Autismus spezialisiert war und bei einem großen Rehabilitationsträger arbeitete, fragte er, ob diese vielleicht wisse, wo er Arbeit fände. Er hätte das Abitur, Erfahrung als Gruppenleiter und verfüge über diverse Talente und Kompetenzen.

Diese Psychologin sagte ihm, dass seine Talente ohne eine Berufsausbildung nicht genutzt werden könnten und deshalb die Werkstatt für behinderte Menschen der richtige Ort für ihn sei. Wenn er wolle, könne er sofort dort anfangen und in der Wäscherei oder der Papierentsorgung arbeiten.

Das alles irritierte Tom sehr. Die Werkstatt für behinderte Menschen würde sein Problem nicht lösen. Überhaupt verstand er nicht, warum die Gesellschaft ihm mittels Gutachten bescheinigte, er solle oder dürfe nicht arbeiten, ihm auf der anderen Seite jedoch genau diesen Umstand vorwarf. Es könne auch nicht sein, dass Arbeitgeber dringend nach Arbeitskräften suchten, er auf der anderen Seite aber um Arbeit betteln musste. Und überhaupt sah er es nicht ein, ein Leben lang für die Fehlentscheidungen einzelner, die ihn für erwerbsgemindert erklärt hatten, sowie für das Mobbing anderer büßen zu müssen. Bis ans Ende seiner Tage Wäsche zusammenzulegen oder Papier zu entsorgen, konnte nicht der richtige Weg für Tom sein. Dieses Anspruchsdenken empfand er zwar selbst aufgrund seiner objektivierbaren Psychiatriekarriere widersprüchlich, doch sein innerster Überlebensinstinkt meldete sich hier zu Wort.

Fakt war, dass Tom das Asperger-Syndrom hatte und diese Störung ihn aufgrund einiger Defizite von der Gemeinschaft der Menschen trennte – allein deshalb, weil er sie nicht verstand. Fakt war für Tom aber auch, dass diese Gesellschaft für ihn ein Paradoxon geschaffen hatte, in dem sie ihn zwar biologisch am Leben erhielt, ihm gleichzeitig dieses Leben aber zum Vorwurf machte. Er sollte und wollte an der Gesellschaft teilhaben. Gleichzeitig schloss man ihn davon aus. Darüber hinaus war er offenbar liebessüchtig. Sein erklärtes Lebensziel war es gewesen, eine Partnerin zu finden, die durch ihre Liebe seine eigene Existenz legitimieren sollte. Vielleicht auch deshalb, weil er sich von seinen Eltern ungewünscht fühlte. Eine solche Partnerschaft fand er jedoch nie, im Gegenteil! Es waren seine eigenen Partnerinnen, die die Liebe zu ihm an Bedingungen knüpften und ihn in der Beziehung zunehmend schlecht behandelten. Diese Partnerinnen wiederum hatte er sich selbst ausgesucht. All das musste aufhören und für all das mussten handfeste und praktische Lösungen her!

Am Ende galt es für Tom, all diese Widersprüche und Konflikte zusammenzuführen. Wenn er überleben wollte, musste er Regeln und

Verhaltensweisen aufstellen, die ihn voranbrachten. Er würde sich selbst helfen müssen, denn von den anderen war nicht viel zu erwarten. Er wollte von der Gesellschaft nicht abgehängt werden und ein Leben in Leid führen müssen. Er würde sich, wie der Baron von Münchhausen[37] in seiner bekannten Lügengeschichte, an seinen eigenen Haaren aus dem Sumpf ziehen müssen. Doch bei Tom sollte es keine Lüge sein, sondern das wahre Leben werden. Das musste es – weil ihm keine andere Möglichkeit blieb. So ersann er in der Folge eine Reihe von Prinzipien, die das Leben verbessern sollten und die er stets weiterentwickelte.

---

37 Der Adelige Münchhausen (1720–1797) will sich selbst an den Haaren gepackt und damit sich und sein Pferd aus einem Sumpf gezogen haben.

Licht im Dunkeln

In den folgenden Jahren setzte Tom alle Hebel in Bewegung, sein Leben auf Kurs zu bringen. Dies tat er zunächst im Selbststudium. Er fragte sich, warum sein Nachbar, der nur eine Tür weiter und somit offensichtlich in denselben sozio-ökonomischen Verhältnissen lebte wie er, glücklich war, und er nicht. Er fragte sich auch, warum sogar andere Autisten manchmal glücklicher waren als er, obwohl er selbst oftmals die besseren Kenntnisse und Fähigkeiten besaß. Es musste etwas geben, was er übersehen hatte. Etwas, das nicht nur mit Autismus zu tun hatte.

Stundenlang wälzte Tom Bücher über Autismus und Psychologie, um Antworten auf seine Fragen zu finden. Auch hatte er YouTube für sich entdeckt, wo er Videos und Podcasts zum Thema Beziehung und Bindungsverhalten schaute. Das war fast schon paradox, weil er solche Formen des Wissenserwerbs in seinen früheren Jahren strikt abgelehnt hatte. Hier erfuhr er, dass die Glaubenssätze und Vorannahmen, die ein Mensch hat, maßgeblich dafür verantwortlich seien, wie er seine künftigen Beziehungen gestalten werde. Diese führten zu einer Art selbsterfüllenden Prophezeiung. Man konnte auch entweder eher das Gute oder eher das Schlechte in anderen Menschen sehen. Dies deckte sich mit Toms Erkenntnis, dass er selbst die einzige Konstante in all seinen Beziehungen war. Tom sah in erster Linie das Schlechte in den Menschen, folglich waren auch seine Beziehungen meistens schlecht. Dieses Verhalten hatte er entwickelt, weil ihm in seiner Kinder- und Jugendzeit oft übel mitgespielt worden war. Das nahm er zur Kenntnis, wollte sich aber nicht als Opfer sehen, da auch er anderen großes Leid zugefügt hatte. Tom betrachtete dies wie einen Kreislauf oder Strudel, der die Menschen nach unten riss. Diesen Kreislauf galt es zu durchbrechen. Groll und Rachegelüste gegenüber anderen drehten den Strudel immer weiter nach unten. Also musste er aufhören, andere zu hassen und abzulehnen.

Dadurch, dass Tom nach dieser Erkenntnis anderen Menschen wohlwollender gegenüberzutreten begann, machte er viele soziale Erfahrungen, die ihn tiefgreifend berührten und seelisch heilten. So nahm er beispielsweise an einer Spielegruppe teil und fand dort viele Freunde und Bekanntschaften. Einmal traf er sich zu einer Hausparty, die für Tom mit einer Alkoholvergiftung endete. Da Tom sonst niemals trank und gesellige Anlässe für ihn noch Neuland waren, vertrug sein Körper nicht viel. Alle waren von seinem raschen Absturz sichtlich und in lustiger Weise überrascht. Stundenlang lag er bewegungsunfähig auf dem Fußboden der Küche und monologisierte über Immanuel Kant und Hans Asperger. Zu seiner Überraschung nutzte jedoch niemand seine Hilflosigkeit aus. Anstatt sich über ihn lustig zu machen oder ihm schlimme Dinge anzutun, kümmerten sich die anderen um ihn, hörten ihm zu und schauten, dass es ihm gut ging. Diese Erfahrung blieb ihm bis heute im Gedächtnis. Er lernte, dass es Menschen gab, denen er vertrauen konnte. Sein Leben lang hatte er versucht, stark und unantastbar zu sein. Er erkannte, dass es gerade dieser Perfektionismus war, der ihn wie eine unsichtbare Mauer von den anderen trennte. Wahre Menschlichkeit bedeutete, dass man selber schwach war und darauf vertraute, dass die anderen dies nicht ausnutzen würden. Da er stets darauf bedacht gewesen war, stark zu sein, hatte er Menschlichkeit bis dahin niemals erfahren können.

Ein anderes Mal war er ohne Ohrstöpsel im Fitnessstudio, da seine Kopfhörer einen Kabelbruch hatten. An diesem Tag wurde er von allen Mitgliedern freundlich gegrüßt und in Gespräche verwickelt. Sie sagten ihm, sie hätten stets geglaubt, *er* würde sich nicht für sie interessieren, da er immer Ohrhörer trug. Bis dato war Tom davon ausgegangen, die anderen würden ihn nicht mögen und deshalb nicht mit ihm reden. Jetzt erkannte er, dass er selbst es war, der die anderen (unwissentlich) von sich abgeschirmt hatte. Dies war eine weitere starke Erfahrung, die ihm zeigte, dass die Dinge oft anders waren, als er selbst es glaubte.

Es hatte aber auch der Arbeit am eigenen Autismus bedurft, um diese positiven Erfahrungen sammeln zu können. Natürlich war es nicht richtig gewesen, dass er zu früheren Zeiten durch andere für seine autistischen Eigenarten gemobbt wurde. Letztlich hatten es die Menschen aber doch getan, aller Moral zum Trotz. Auf der anderen Seite hatte Tom es den Menschen auch nicht leicht gemacht, ihn zu mögen. Er verstand, dass ein alles hassender, monologisierender, ungepflegter, nur um sich selbst kreisender und auf Gestik und Mimik verzichtender Tom nur schwer zu ertragen gewesen sein mag. Selbst er hätte sich nicht ertragen, hätte er selbst neben sich sitzen müssen. Während man moralisch vielleicht verlangen konnte, dass die anderen einen nicht mobbten, konnte man hingegen nicht verlangen, dass sie einen liebten. Sympathie war etwas, das man sich verdienen musste. Sympathie konnte man nicht einfordern, einklagen oder auf einem Amt beantragen. Dafür hatte Tom an sich selbst arbeiten müssen, so hart diese Wahrheit auch war.

Späteres Erwachsenenalter

Im Angesicht des Todes

Nachdem Tom drei mühevolle Lebensjahrzehnte vollendet hatte, sah er erstmals in seinem Leben das Licht im Dunkeln. Ein Licht, das er selbst entzündet hatte. Doch kurz bevor das Licht gänzlich über ihn hereinbrach, sollte es einen vorerst letzten Rückschlag für ihn geben. Ende 2017, ein Jahr bevor Tom mit seinem YouTube-Kanal zu einem der bekanntesten Autisten im deutschsprachigen Raum werden sollte, verstarb sein langjähriger Weggefährte und bester Freund Ronnie unerwartet infolge eines Autounfalls. Ronnie und Tom waren seit ihrer gemeinsamen Jugendzeit wie Brüder gewesen, auch wenn ihre Eltern niemals geheiratet hatten. Sie hatten sich gegenseitig geprägt und in den schwersten Zeiten Halt gegeben. Ohne Ronnie wäre Tom nie zu dem Menschen geworden, der er inzwischen war. Die sozialen Erfahrungen, das Springen ins kalte Becken hatten Tom bereichert – auch hinsichtlich seines Autismus.

Erstaunlicherweise empfand Tom bei der Nachricht von Ronnies Tod keinen Schmerz. Die Nachricht kam zwar überraschend, doch sie löste nur wenige Empfindungen in ihm aus. Die Beziehung zwischen den beiden war im Laufe der letzten Monate abgekühlt, da sie sich in verschiedene Richtungen entwickelt hatten. Außerdem hatte Tom von verschiedenen Therapeuten und Coaches auf YouTube vernommen, dass man sich selbst lieben und von anderen abgrenzen müsse, wenn diese einem nicht guttaten oder nicht mehr zu einem passten. Während Tom es schaffte, das Licht für sich zu entzünden, schien Ronnie weiterhin in der Dunkelheit gefangen zu sein. Also grenzte er sich von Ronnie ab – eine Entscheidung, die er später, da Ronnie nun nicht mehr da war, manchmal bereute. Abgesehen davon fragte Tom sich, ob es eine autistische Eigenart von ihm war, beim Ableben anderer Menschen emotionslos zu bleiben. In manchen Fachbüchern konnte man darüber lesen, auch wenn die aktuelle Debatte um Autismus etwas anderes verlautete.

Er erinnerte sich zurück an den Tod seines Großvaters, zu dem er stets ein gutes Verhältnis gehabt hatte. Damals war er achtzehn oder neunzehn Jahre alt. Selbst da hatte er nichts empfunden, auch wenn es geboten war, Betroffenheit und Empfindungen vorzutäuschen. Während er in der Kirche saß und die anderen weinen sah, dachte er über die Schule nach und war wütend, dass er nun einen Fehltag auf sein Zeugnis bekommen würde. Bei Ronnie war es ähnlich. Letztlich, so dachte Tom, trauerten die Menschen oft auch gar nicht um den Verstorbenen, sondern um sich selbst und dass sie nun keine Zeit mehr mit der anderen Person verbringen konnten. Ronnie jedenfalls, so Tom, war im Leben nicht glücklich geworden und nun an einem besseren Ort. Zumindest würde er nicht mehr leiden müssen. Mit dieser rationalen Betrachtungsweise konnte Tom seinen inneren Frieden finden, auch wenn Ronnie ihm fehlen würde. Gerne hätte er ihm auch gezeigt, wie es jetzt mit ihm weiterging.

YouTube

Einige Zeit nach Beginn der Leitung der Selbsthilfegruppe trug Tom sich mit dem Gedanken, in den sozialen Medien Aufklärungsarbeit zum Thema Autismus zu betreiben. Immer wieder erlebte er, dass Leute aus der Selbsthilfegruppe Fragen stellten, die er sehr gut beantworten konnte, und die Gruppenmitglieder seine Fähigkeit, Dinge gründlich und authentisch zu beantworten, an ihm schätzten. Zudem ärgerte es ihn, dass andere Autisten im Internet auf Irrtümern beharrten, die er selbst längst als falsch erkannt hatte. Dazu gehörte zum Beispiel die Behauptung, dass Gestik und Mimik keine Rolle in der Kommunikation spielen würden. Manche forderten sogar, alle Nicht-Autisten, also 99% der Gesellschaft, sollten gefälligst auf Gestik und Mimik verzichten, um die Welt für Autisten inklusiver zu gestalten. Dies empfand Tom nicht nur als maßlos, sondern auch als unrealistisch. Ein anderer Irrtum war die Aussage, manche Autisten empfänden Empathie mit Gegenständen und wären aus diesem Grund sogar besonders empathisch. Da Gegenstände weder über Gefühle noch ein anderes Innenleben verfügen, in das man sich hineinversetzen könnte, bewies diese Aussage für Tom nur, dass die anderen Autisten genauso schlecht in Empathie waren wie er selbst. Auch er hatte früher darauf beharrt, dass Mehlpackungen und andere Gegenstände über ein Innenleben verfügten, und deswegen sogar Streit mit seiner Partnerin begonnen. Er hatte seinen Irrtum, wenn auch leider zu spät, letztlich aber eingesehen und wollte nun anderen mit seinen Erkenntnissen weiterhelfen. Außerdem war er durch den Zeitungsartikel mit der Autismusambulanz ohnehin im Internet auffindbar. Jeder, der dort nach ihm suchte, erfuhr in Windeseile, dass er Autist war. Insofern würde es ihm auch nicht mehr wirklich schaden können, wenn man ihn fragen würde, warum er sich zum Thema Autismus im Internet äußere.

Da Tom sich jedoch zu diesem Zeitpunkt noch vermehrt mit seiner Persönlichkeitsentwicklung befasste und viel über Beziehungsdynamiken und die Liebe sinnierte, entwarf er zuerst die Idee, einen Account auf Instagram zu eröffnen und diese Themen dort zu adressieren. Es lag ihm am Herzen, seine vornehmlich philosophischen und psychologischen Erkenntnisse mitzuteilen und einige Menschen davor zu bewahren, Liebeskummer zu ertragen und Beziehungskonflikte zu erleben. Auf Instagram konnte er künstlerische Fotos hochladen und kurze Einlassungen, meist in Form von Aphorismen, zum Thema posten. Aus Erfahrung wusste er, dass viele nichtautistische Menschen Instagram nutzten, um kurze Nachrichten und Fotos unter die Leute zu bringen. Autistische Menschen nutzten damals, im Jahr 2016/17, diese Plattform jedoch kaum. Deshalb, so dachte er sich, müsse er erst recht Instagram nutzen, um aus seiner autistischen Existenz auszubrechen.

Auf Instagram präsentierte Tom sich der Community zunächst unter dem Namen „Weltseele". Tom sehnte sich nach Zugehörigkeit und hatte aus philosophischer und psychologischer Sicht erkannt, dass der Mensch nur im Verbund mit anderen existieren konnte. Selbst ein äußerst einzelgängerisch veranlagter Mensch würde in Notzeiten auf andere angewiesen sein. Die soziale Natur des Menschen war nicht abzustreiten. „Weltseele" war ein Ausdruck für diese universelle Verbundenheit eines jeden Menschen mit allen anderen. Er wollte sich auch selbst gar nicht so sehr in den Vordergrund rücken, sondern eher seine Gedanken präsentieren, weshalb er nicht seinen eigenen Namen verwendete. Aber die künstlerische Arbeit auf Instagram stellte Tom vor einige Herausforderungen. Erstens gefiel er sich nicht auf Fotos, da es ihm schwerfiel, seine Mimik so zu steuern, dass sie den richtigen, passenden Ausdruck zeigte. Zweitens mussten seine Texte immer gegengelesen werden, da Rechtschreibung nicht zu seinen Stärken gehörte. Einige der Aussagen, die er damals auf Instagram getroffen hat, gefallen Tom heutzutage nicht mehr richtig, zum Beispiel: „*Manipulation erkennt man nur mit dem Herzen! Der rationale Verstand ist allzu schnell abgelenkt und verwirrt. Unser Bauchgefühl liegt noch vor all unseren Konditionierungen. Hör auf deine Gefühle: Gesunde Beziehungen tun nicht weh!*" Hinsichtlich der Bauchgefühle ist Tom heute der Meinung, dass diese sich auch widersprechen können, da der Mensch viele Dinge gleichzeitig spürt. Der Bauch wolle zum Beispiel gleichzeitig Schokolade essen und eine schlanke Figur behalten. Der Verstand sei die Instanz, die deswegen zusätzlich prüfen müsse, welche Empfindungen des Bauches jeweils gerade sinnvoll sind. Den Bauchgefühlen sei deswegen nicht uneingeschränkt zu trauen. Diese Korrektur hatte er von dem berühmten Psychiater Raphael M. Bonelli übernommen, dessen psychologische Ideen er bis heute schätzt und mit dem er später auch auf YouTube zusammenarbeiten sollte.

Auf längere Sicht störte Tom sich aber an dem Text- und Bildmedium. Der Arbeitsaufwand einer Aussage stand in keinem Verhältnis zu der zeitlichen Dauer der Produktion. Er wollte zudem komplexere und detailreichere Inhalte produzieren. Auf Instagram fühlte er sich diesbezüglich zunehmend eingeschränkt. Diese Umstände waren die Saat für den bald aufkeimenden Kanal auf YouTube.

Es war der 06.12.2018 und es ging um *„Leben auf Kredit"*. Dieses Video war der erste Beitrag, den Tom alias „Weltseele" auf YouTube veröffentlichte, und somit auch die Geburtsstunde seines aufklärerischen Schaffens zum Thema Autismus. Es ging in diesem Video darum, sich manchmal einen emotionalen Vorschuss zu geben, sich an positiven Erlebnissen festzuhalten und davon zu zehren, um im Leben durch aversive und widrige Zustände navigieren zu können. Tom wusste genau, dass er zum Zeitpunkt dieses ersten Videos technisch noch nicht perfekt aufgestellt war. Da er noch immer von Sozialhilfe lebte, hatte er weder das Geld für eine gute Kamera noch für ausreichende Beleuchtung. In seiner kleinen Wohnung fand er zunächst nicht die richtige Stelle, um wirklich professionell zu wirken. Viele unterstellten ihm deshalb, er würde sich absichtlich als düster oder dämonisch inszenieren. Zudem könne man das Böse in seinen Augen erkennen, da er beim Vortragen kaum Mimik hätte. Aber zum Zwecke seines moralischen Ideals, seiner Werte, die dem Ganzen übergeordnet waren, nahm er in Kauf, dass man ihn möglicherweise für fehlende technische Raffinesse, mangelnde Mimik-Kompetenz oder eine autistische, roboterhafte Sprechweise auslachen könnte. Er wollte anderen Menschen helfen und sein Wissen teilen; dies war wichtiger als sein persönlicher Komfort.

Sechs Tage später folgte das erste Video zu Mimik und Gestik bei Autismus, das er in den Äther sandte. Es bestand aus einem Standfoto seines Profils auf dunklem Hintergrund, seiner Stimme und einem seiner Zitate, die sein Publikum bereits aus der Zeit von Instagram kannte:

„Die Entwicklung des Selbst entzaubert uns unsere Welt. Aber fürchte dich nicht vor einem Verlust an Bedeutung. Alles, was du verlierst, sind deine Illusionen.“ In dem Video erklärte Tom, er würde diverse Videos zum Thema Autismus veröffentlichen, die einzig und allein einem Ziel dienen sollten: die Metamorphose vom Pinocchio zum Menschen. Pinocchio diente ihm als Sinnbild für einen autistischen Menschen, da man auch Autisten häufig eine „hölzerne“ Art nachsagte. Außerdem war Pinocchio niemand, der sich verstellte. Die Holzpuppe war eigentlich immer schon ein verhinderter Mensch und wurde bloß das, was längst seine Bestimmung war. Nicht anders hielt es auch Tom mit seinem Autismus.

Neben den Videos zum Thema Autismus griff Tom auch sehr schnell das Thema Borderline-Persönlichkeitsstörung auf. Mit dieser Persönlichkeitsakzentuierung hatte er bereits viele Erfahrungswerte durch seine Beziehungen. Außerdem hatte er selbst gewisse Anteile und Überschneidungen und deswegen sogar eine entsprechende Verdachtsdiagnose erhalten. Seine Tendenz, sich selbst bei allem kritisch zu hinterfragen, führte ihn zu der Idee, den Borderline-Betroffenen eine Plattform zu bieten, die nicht nur auf die bekannte Weise negativ und abwertend über sie berichtete. Tom wollte die entsprechenden Beziehungsdynamiken in Gänze beleuchten. Zudem hatte er die Erfahrung gemacht, dass gerade autistische Menschen besonders häufig Beziehungen mit Borderline-Betroffenen eingehen. Das war nicht nur seine persönliche Erfahrung, sondern er las und hörte es auch immer wieder in Internetforen und in der Selbsthilfe. Auch erfüllen nicht wenige Menschen mit Borderline-Störung zusätzlich die Kriterien für Autismus (Tebartz van Elst et al. 2013, S. 223ff.). Das alles war Grund genug für Tom, über dieses Thema zu sprechen. Schnell meldeten sich auch die ersten Betroffenen unter seinen Videos, die ihm schrieben, dass sie sich von ihm besser verstanden und geholfen fühlten als von vielen Psychologen oder Psychiatern. Einige von ihnen konnte Tom sogar von selbstschädigendem Verhalten oder gar Selbstmord abhalten. Auch wenn Tom sich dadurch geschmeichelt fühlte, veröffentlichte er in der Folge auch immer wieder Interviews und Fachbeiträge anerkannter Borderline-Experten auf seinem Kanal. Es war nicht seine Absicht, sich diesbezüglich wichtiger zu nehmen, als er war.

Ganz geradlinig verlief sein Erfolg auf YouTube allerdings nicht. Gerade weil er mit seinen differenzierten Beiträgen keine klare Partei ergriff und immer versuchte, alle Seiten zu beleuchten, gab es auch viele Nutzer, die sich von seinen Beiträgen persönlich angegriffen fühlten. Er selbst wurde in der Folge als Borderliner, Narzisst oder Psychopath diffamiert und sein mimischer Ausdruck sowie seine Sprechweise wurden kritisiert. Manche versuchten, seinem Kanal durch Hasskommentare ernsthaft zu schaden, aber Tom hielt dem Ganzen stand, auch wenn es ihm manchmal schwerfiel. Er lernte so bereits in der ersten Zeit, mit öffentlicher Kritik besonnen umzugehen. Oft lohnte es sich nicht, auf das Geschriebene einzugehen, vor allem wenn die gemachten Vorwürfe oder Behauptungen offensichtlich absurd oder faktisch falsch waren. So verstand er, dass nicht jede Kritik oder jeder Vorwurf zwangsläufig richtig sein musste. Oft lag das Problem auch anscheinend eher in der Psyche des Kritikers als in seiner eigenen. Er musste sich deshalb nicht alles Gesagte zwangsläufig zu Herzen nehmen.

Der Kanal wuchs stetig. Die ersten Videos zum Thema Autismus kamen sehr gut an. Toms sachliche Präsentationsform, sein unaufgeregter Stil und das offenkundige Fachwissen überzeugten Zuschauer. Er verband die Innensicht, die er als inzwischen mehrfach diagnostizierter Asperger-Autist zweifelsfrei hatte, mit der Außensicht der Fachwelt. Tom berichtete nicht nur davon, welche Symptome es gab, sondern erklärte diese Symptome auch in ihrer Tiefe. Er bat Betroffenen die Perspektiven an, die er selbst in seinem Leben bislang vermisst hatte, die ihm niemand hatte geben können. Er sah Autismus auch nicht mehr als in Stein gemeißeltes, den Menschen fortwährend behinderndes Schicksal, sondern stellte den Aspekt der persönlichen Entwicklung in den Vordergrund. Bei allem, was Tom in seinen Videos sagte, beleuchtete er die Sachverhalte in gewohnter philosophischer Manier aus verschiedenen Perspektiven. Er differenzierte dabei genau, welche Aussagen für welche Zielgruppe zuträfen oder auch nicht. Durch seine jahrelange Arbeit in der Selbsthilfe war er nicht dazu gezwungen, lediglich von sich auf andere zu schließen. Er hatte Erfahrungswerte mit dem gesamten Autismus-Spektrum, auch mit jenen Autisten, die stärker pflegebedürftig waren.

Das erste Autismus-Video über Mimik und Gestik erreichte bereits Zehntausende Zuschauer. Viele betroffene Autisten hatten noch nie realisiert, *warum* Mimik und Gestik so wichtig in einer Interaktion waren. Toms Ausführungen halfen ihnen dabei, den Sinn der Verwendung dieser Kommunikation einzuordnen und sich weiterführend damit zu beschäftigen. Auch hier stieß Tom schnell auf ein dankbares Publikum, das seine fachlichen Beiträge sowie sein persönliches Wissen schätzte, ebenso wie seine Neigung, Dinge beim Wort zu nennen. Außerdem teilte er offen und schonungslos auch seine persönlichen Erfahrungen mit Ausgrenzung und Mobbing, eine Sache, mit der sich viele seiner Zuschauer identifizieren konnten.

Aber auch aus der autistischen Community regte sich teilweise Widerstand. Nicht allen gefiel, dass Tom die Behauptung aufstellte, als Autist könne man sich weiterentwickeln. Viele erkannten auch nicht den Sinn, warum man dies tun solle, sei es doch die Gesellschaft, die auf die Autisten zugehen müsse. Als Autist sei man nicht behindert, sondern die Gesellschaft behindere Autisten. Als er im ersten Jahr seines Kanals auf Twitter (heute „X") Werbung für seine Ideen machte, wurde er von einigen anderen Autisten wüst beschimpft und man versuchte, seine Beiträge wegen „medizinischer Falschinformationen" sperren zu lassen. Der Grund: Autisten bräuchten keine Persönlichkeitsentwicklung und dies zu behaupten, wäre „ableistisch"[38]. Man klärte ihn darüber auf, dass es für autistische Menschen eine bestimmte Art von Sprechweise gäbe, welche sich „identity first language" nenne. Demnach dürften autistische Menschen auf keinen Fall als „Menschen *mit* Autismus" betitelt werden, da Autismus etwas wäre, was man sei, nicht etwas, das man *hat*. Als Tom entgegnete, dass er als Autist gerne selbst darüber entscheiden wolle, wie er über Autismus denke und spreche, und er das Thema auch nicht politisch oder engstirnig sehen wolle, beschimpfte man ihn erneut als unsensibel und unverbesserlich. Man würde schon zusehen, dass er gestoppt werden würde, und außerdem hätte er seine Abonnenten auf YouTube nur, weil man dort über ihn lachen wolle. In einem größeren Internetforum zum Thema Autismus meldeten sich Leute, die behaupteten, ihn persönlich aus der Selbsthilfegruppe zu kennen. Dort, so hieß es, wolle er sich eine Art „Sekte" errichten. Außerdem habe er seine Diagnose nur, um damit Sozialhilfe zu kassieren und zu schmarotzen.

---

38 Ableistisch = behindertenfeindlich

Da war sie also, die Toleranz und Nächstenliebe, die allerorts so gepredigt wurde – gerade auch in der autistischen Community, dachte Tom. Ihm fiel auf, dass es oft jene Accounts waren, die sich am auffälligsten mit Regenbogenflaggen oder Herzbildern schmückten, die ihn dann am schlimmsten beschimpften. Viele nahmen ihr eigenes Leid als Rechtfertigung, wieder anderen unrecht zu tun, schlussfolgerte er. Jeder wollte die größtmögliche Rücksicht für sich selbst, aber niemand wollte auf andere Rücksicht nehmen. Tom wollte nicht so sein, sondern es besser machen. Aber auch er rutschte manchmal noch in alte Muster und fing seinerseits an, zynisch und nihilistisch zu werden, indem er bissig auf Hasskommentare reagierte oder sich in endlose Diskussionen verstricken ließ. Es war nicht seine Absicht, jemandem etwas wegzunehmen. Er verstand seine Internetbeiträge als Beiträge auf Augenhöhe, in vollem Bewusstsein all seiner eigenen Unzulänglichkeiten und Fehler. Aus diesem Bewusstsein heraus wollte Tom mit anderen zusammenwachsen. Er hatte lernen müssen, stark zu sein und sich anzupassen. Diese Kompetenzen suchte er weiterzugeben, doch manche schienen sich stattdessen zu wünschen, dass er selbst scheitern möge, um so zu belegen, dass der von ihm eingeschlagene Weg es gar nicht wert sei, ihn zu gehen. Dies weckte außerdem böse Erinnerungen an seine Kindheit, als er von anderen ausgeschlossen und gemobbt worden war. Er fragte sich, ob nicht gerade autistischen Menschen es eigentlich besser wissen müssten.

Schließlich kam er jedoch zu der Überzeugung, dass viele die an ihnen verübten Traumatisierungen schlicht an andere, in diesem Fall an ihn, weiterreichten. Sie mobbten und grenzten aus, weil sie dieses Verhalten von anderen gelernt hatten. Außerdem hatten manche Autisten anscheinend eine unrealistische Anspruchshaltung an die Gesellschaft. Sie wollten sich nicht verändern, verlangten dafür aber dieselbe Gratifikation wie jene, die hart an sich gearbeitet hatten. Manche stellten sogar Forderungen auf wie: *„Die Gesellschaft muss aufhören, mit Gestik und Mimik zu kommunizieren, wenn ein Autist im Raum ist!“* Das war natürlich überzogen und unrealistisch, wusste Tom inzwischen.

Letztlich konnten die anfänglichen Schwierigkeiten aber auch hier überwunden werden und Tom hatte für seine Themen und ganzheitlichen Betrachtungen eine Nische gefunden. Heute ist er mit seinem

YouTube-Kanal sehr glücklich. Bald hatte er so viele Abonnenten, dass sich die Frage stellte, ob er seinen Kanal monetarisieren sollte. YouTube schlägt einem Creator[39] ab einer bestimmten Zahl von Abonnenten sowie einer bestimmten Wiedergabezeit der angeschauten Videos vor, für seine Leistungen Geld zu erhalten. YouTube darf dafür Werbung während dieser Videos schalten. So sehr Tom sich über diesen Erfolg freute, so sorgte er sich auch darum, seine Grundsicherung zu verlieren. Je mehr Einnahmen er generierte, desto mehr sah er diese Gefahr auf sich zukommen. Andererseits wollte er aber auch seinen Kanal weiterentwickeln, wofür er weiterreichende finanzielle Mittel benötigte. Von der Grundsicherung allein konnte er diese aber langfristig nicht mehr bestreiten, beispielsweise eine bessere Kamera oder ein vernünftiges Mikrofon. Würde Tom aber ein Gewerbe anmelden, würden diese sich aufsummierenden Anschaffungskosten über Betriebsausgaben abgerechnet. Zudem bedeutete sein Grundsicherungsbezug auch, dass Toms Leben von anderen aus der Gemeinschaft finanziert wurde. Tom lebte auf Kosten anderer und er empfand es als seine moralische Pflicht, diese Abhängigkeit zu reduzieren, wenn es ihm möglich war. Diese Argumente überzeugten ihn schließlich und er meldete YouTube als Gewerbe an. Nun war er, Tom Harrendorf, professioneller YouTuber.

Aber damit nicht genug. Je professioneller Toms Inhalte wurden, umso häufiger bekam er Anfragen für Coachings. Zunächst lehnte Tom ab, weil er sich nicht qualifiziert genug fühlte. Er wollte auch nicht so sein wie viele der zahlreichen Coaches im Internet, die einem allerorts etwas verkaufen oder einen gar betrügen wollten. Die Flut an Anfragen zwang ihn jedoch dazu, es dennoch auszuprobieren. Es funktionierte sehr gut. Tom konnte seinen eigenen Stil entwickeln und berät heute viele dankbare Menschen, sofern er die Zeit dafür findet. Auch hierbei sieht er seine Verantwortung, eine Verpflichtung, Gutes zu tun. Bei allen Inhalten, die er Menschen zum Themenkreis Borderline und Autismus präsentiert, ist es vor allem seine Ehrlichkeit und Schonungslosigkeit, mit der er Menschen mit den Realitäten konfrontiert, die den Startschuss für Entwicklung gibt. Dabei geht es ihm um Wachstum. Er selbst bleibt dabei immer auf Augenhöhe und sieht sich als einen Suchenden,

---

39 Person, die einen YouTube-Kanal betreibt oder andere Online-Inhalte erstellt.

der mit anderen zusammen, mit denen er sich verbunden fühlt, nach einem besseren Leben trachtet.

Anfang 2021 gründete er außerdem das Internetportal www.AutismusSpektrum.info, auf dem er regelmäßig Fachbeiträge namhafter Experten, Wissenschaftler und Selbstbetroffener aus dem Bereich Autismus veröffentlicht. Die Beiträge bilden ein breites Spektrum von Meinungen und Sichtweisen ab und helfen seitdem Tausenden Lesern, sich im Bereich Autismus zu orientieren.

Ausbildung und glückliche Beziehung

Tom genoss die Arbeit auf YouTube und das Leben wandelte sich zum Guten. Er war glücklich. Aber eine letzte Konfrontation, eine letzte korrigierende Erfahrung fehlte noch: Tom wollte eine Ausbildung abschließen. Er wollte sich den finalen Ruck geben, an die Stelle seines Lebens zurückzukehren, an der er so vehement gescheitert war und die ihn in die Psychiatrie befördert hatte. Er wollte zurück zu dieser Gabelung, an der das Leben falsch abgebogen war. Dieses Mal wollte er es in die richtige Richtung drehen und die Weichen stellen.

Zwar war er mit seiner Tätigkeit als selbstständiger YouTuber und Coach sehr zufrieden, hielt inzwischen sogar Vorträge und gab Weiterbildungen. Zudem schrieb er Beiträge für Fachzeitschriften und Bücher und fungierte als Berater in der klinischen Autismusforschung. Trotzdem wurmte es ihn, dass er noch immer über keine wirkliche Berufsausbildung verfügte, auch wenn seine Kenntnisse und Fähigkeiten inzwischen mit denen vieler Psychologen und Fachleute mithalten konnten – wenn auch nur auf „seinem" Gebiet. Dazu kam, dass er echte Lebenserfahrung hatte und die graue Theorie nicht nur aus Büchern kannte. Trotzdem, Deutschland war ein Land, in dem eine formale Qualifikation oft mehr zählte als praktische Fertigkeiten. Außerdem sehnte Tom sich nach beruflicher Sicherheit in der Zukunft. Als selbstständige Person konnte es passieren, von jetzt auf gleich alles zu verlieren. Immer wieder überkamen ihn deswegen Sorgen und depressive Schübe, die ihn für Tage oder Wochen lähmten. Er hatte aber auch gelernt, seinen Problemen nicht länger aus dem Weg zu gehen. Früher hatte er teilweise ein starkes Vermeidungsverhalten an den Tag gelegt, das ihn langfristig eher depressiv machte, als ihm zu nützen. Verdrängen und Vermeiden war meistens gleichbedeutend damit, die eigenen Probleme zu konservieren, anstatt sie zu lösen. Um diesen Zustand ein für alle Mal zu beenden, stellte sich Tom seinen Ängsten, informierte sich, kontaktierte verschiedene Ämter, Betriebe und Berufsschulen und schilderte seine Situation. Das war gar nicht so einfach, da er aufgrund seiner zuvor festgestellten Erwerbsminderung weder von Ämtern beraten noch von der Arbeitsagentur vermittelt wurde. Seine rechtliche Situation war äußerst kompliziert und undurchsichtig. Doch letztlich wurde sein Bemühen belohnt. Ein halbes Jahr später begann Tom seine Ausbildung zum staatlich anerkannten Heilerziehungspfleger, einer pädagogischen Fachkraft in der Behindertenpflege. Tom, der noch wenige Jahre zuvor selbst aufgrund seines Autismus in einer Werkstatt für behinderte Menschen arbeiten sollte, hatte sich schlussendlich an den eigenen Haaren aus dem Sumpf gezogen.

Kurz vor dem Beginn seiner Ausbildung sollte Tom auch seine aktuelle Partnerin kennenlernen, mit der er inzwischen seit fast zwei Jahren glücklich zusammenlebt. Es war im Dezember 2022, als Tom mit einer Gruppe aus Freunden und Bekannten über den Braunschweiger Weihnachtsmarkt zog und seinen neu gewonnenen sozialen Fähigkeiten frönte. Zwischen Glühwein und Zuckerwatte lernte er V. kennen, mit der er sich auf Anhieb blendend verstand. Er und V. tauschten ihre Nummern aus und aus den anfänglich vereinzelten Messenger-Nachrichten entstanden schnell rege Dialoge. Neben Treffen mit Toms Spielegruppe verabredeten die beiden sich auch zu zweit zum Teetrinken, Schach- oder Computerspielen. Sie hatten das Gefühl, sie würden sich intuitiv verstehen, als könnten sie die Gedanken des jeweils anderen lesen. So vertieften sie sich miteinander so sehr in stundenlange Gespräche, dass sie darüber sogar ihre Schachpartien vergaßen. (Noch heute steht für V. ein Rückspiel deswegen aus.) Den ersten richtigen Schritt Richtung Beziehung machte allerdings Tom, eine Sache, die er sich früher nie getraut hatte.

Doch noch viel wichtiger, neben all diesen Pläsierlichkeiten, war es, dass es zwischen den beiden keinerlei Streit gab. Sich intuitiv zu verstehen und Verbundenheit zu fühlen, war eine Sache, wusste Tom. Sich nicht zu streiten und ein Gefühl von *Frieden* zu spüren, eine ganz andere. In Toms früheren Beziehungen war es oft schnell zu Streitigkeiten oder Disharmonien gekommen. Auch hatten viele seiner Ex-Partnerinnen ein Problem damit gehabt, sich in der Öffentlichkeit zu ihm zu bekennen, und wollten die Beziehung verheimlichen. Mit V. jedoch war das anders. Wie selbstverständlich ergriff sie Toms Hand bei den abendlichen Spaziergängen am See. Tom war davon regelrecht überrascht und mochte seiner Wahrnehmung kaum trauen. Doch schon nach wenigen Wochen fühlte sich alles ganz natürlich und leicht an.

Zu seinem Ausbildungsbeginn bastelte V. ihm eine riesige Schultüte in Form eines Narwals mit Kochmütze, einer Figur aus einem Computerspiel, das sie oft zusammen spielten. Diesmal würde Tom sein Erinnerungsstück nicht in den Müll werfen, so wie er es einst mit den Fotos aus seiner Grundschulzeit getan hatte. Während er vor dem Computer sitzt und an den Zeilen dieses Buches schreibt, blickt der freundliche Narwal gütig und mit einem Lächeln vom Regal aus zu ihm herüber, als wollte er ihm sagen: „Alles wird gut!"

Das erste Ausbildungsjahr beendete Tom im Sommer 2024 und kurz vor Fertigstellung dieses Buches als Klassenbester und einem Notenschnitt von eins Komma zwei. Da die Ausbildung zum Heilerziehungspfleger keine Vergütung vorsieht, finanziert Tom seine Qualifikation zur Pflegefachkraft selbst. Mit der Doppelbelastung aus Vollzeitausbildung und Selbstständigkeit kam er jedoch, aufgrund seiner erworbenen Fähigkeiten und seines Durchhaltevermögens, bisher sehr gut zurecht.

Autismus überwunden?

Zu den Qualitäten eines Heilerziehungspflegers gehört es, die eigene Wertehaltung zu reflektieren und sich auch öffentlich zum Thema Behinderung und Inklusion zu äußern. Das ist mit diesem Buch geschehen. Die Autoren, allen voran Tom, haben alles Menschenmögliche dafür getan, die Entwicklungsgeschichte von Toms autistischer Kindheit, geprägt von Beeinträchtigung und Leid, bis hin zum heutigen Tage so authentisch, herzlich, schonungslos und detailliert zu erzählen, wie es möglich war. Dabei hoffen sie auch, die gesamte Debatte um das Thema Autismus, die sich seit Jahren im Kreis zu drehen scheint, ein Stück weit voranzubringen.

Tom hat in seinen siebenunddreißig Jahren eine beeindruckende Entwicklung vollzogen. Er wurde von der autistischen Holzpuppe Pinocchio zu dem Menschen, der er immer sein wollte. Er führt nun ein selbstbestimmtes und glückliches Leben in der Gemeinschaft, zusammen mit all seinen Freunden, Kollegen, seiner Community und seiner Freundin. Der einsame Junge, der alleine und hasserfüllt vor seinem Computer saß, wurde zu einem Menschen, der mitten im Leben steht und sich für andere einsetzt. Aus der einstigen Erwerbsminderung mit der Empfehlung, in einer Werkstatt für behinderte Menschen zu arbeiten, wurde eine erfolgreiche Tätigkeit auf dem ersten Arbeitsmarkt. Mit all den Offenbarungen in diesem Buch setzt Tom sich auch einem Risiko für hass- und neiderfüllte Kommentare aus. Das umso mehr, als dass das aktuelle Paradigma der Behindertenhilfe besagt, dass die Gesellschaft sich an den beeinträchtigten Menschen anzupassen habe und nicht umgekehrt (Dorrance et al. 2020. S. 26f.). Behinderung entspräche einem Mechanismus der Unterdrückung wie Rassismus oder Sexismus (Dorrance et al. 2020. S. 26f.). Dass dieser Ansatz jedoch zu kurz greift, zeigt Tom mit seiner Biografie.

Zu seiner Mutter unterhält Tom heute ein freundschaftliches Verhältnis. Er spricht offen über seine Belange und Gefühle und besucht sie regelmäßig, wenn auch nicht sehr häufig. Obschon es Phasen im Leben gab, in denen er sich unverstanden oder verlassen fühlte, trägt Tom seiner Mutter nichts nach. Nach Aussage Elkes verbesserte sich die Mutter-Kind-Beziehung deutlich, beginnend mit der Zeit, als Tom aus dem Schwarzwald zurückkam.[40] Seither beobachte sie eine kontinuierliche Weiterentwicklung hin zu mehr Offenheit und Vertraulichkeit. Tom rufe sie regelmäßiger an und sende auch Grüße an Feiertagen. Er käme zwar nach wie vor nicht gern spontan vorbei, aber er nehme mehr Anteil an ihrem Leben als in den früheren Jahren. Die Beziehung der beiden sei nicht perfekt, aber diesbezüglich spielten verschiedene Aspekte eine Rolle. Nicht nur Toms Autismus, der in den früheren Jahren viel stärker ausgeprägt war, sondern auch die Vorgeschichte, inklusive Trennung der Eltern und Toms Verbleib bei seinem Vater. Durch die frühen Brüche in der Beziehung zur Mutter fehlten Tom und Elke einige Fäden, die eine Beziehung innerhalb einer Familie zusammenführen. Nichtsdestotrotz konnten sie, nach Aussage beider, daran gut anknüpfen.

Die Verbindung zu seinem Vater hat Tom nach einem letzten Streit abgebrochen. Tom erkannte für sich die destruktiven Muster der Beziehung, die sich seit seiner Pubertät vermehrt zwischen Vater und Sohn gezeigt hatten. Die Spuren der frühen Missverständnisse und Irrwege können in der Gegenwart nicht vollkommen verwischt werden. Sie hängen tief in Toms Erinnerung fest und beeinflussen das zwanglose Miteinander. Aus Respekt vor den guten Zeiten und positiven Eigenschaften eines jeden beschloss er, die Beziehung zu beenden, um zu verhindern, dass diese Muster erneut Kontrolle über ihn gewinnen würden. Für manche Beziehungen gelte, dass die Seelen der Beteiligten zwar zusammengehörten, aber ihre physiologischen Entsprechungen nicht gemeinsam in der Welt existieren könnten. Ab und zu treffen Tom und Ralf sich in Ralfs Buchladen und sprechen über Formalitäten (Anträge, Ämter, Familienangelegenheiten). Der Kontakt bleibt aber auf eine rein sachliche Ebene beschränkt. Ralf bedauert den Kontaktabbruch nach Aussage Elkes sehr. Nach eigener Aussage sei er nach wie vor, auch wenn die Realitäten es nicht abbildeten, ein *„glücklicher Vater eines Sohnes“*[41].

---

40 Elke Harrendorf, Gespräch am 29.03.2024

41 Ralf Harrendorf, persönliche Mitteilung vom 08.04.2024

Anhand Tom Harrendorfs Biografie sehen wir, dass ein Mensch seine Symptome auch ohne intensive Verhaltenstherapie aus sich selbst heraus meistern kann. Wenn er sagt, er habe seinen Autismus überwunden, dann meint er damit, die autistische Identität nicht mehr zu brauchen. Tom behauptet nicht, dass er keine autistische Veranlagung mehr habe. Er bezeichnet seine Verhaltensweisen dahingehend als „*Restsymptome*“ oder „*mindestens autistische Züge*“. Tom hat stark an seinem Verhalten gearbeitet. Es ist ihm aber auch wichtig zu betonen, dass all das Erreichte mehr sei als bloßes „Masking“[42]. Er sagt, er habe sich wirklich ganz tief verändert, nicht nur sein äußeres Verhalten, sondern auch seine Seele. Tom hat seinen *autós* verlassen.

Es bleibt der Mensch Tom zurück; ein Mensch, der nicht alles, was er ist und war, auf Autismus zurückführt. Seine Symptome sind so weit zurückgegangen und er führt ein so funktionales und positives Leben, dass er die Diagnose nicht mehr zur Selbstidentifikation benötigt.

---

42 Mit „Masking“ (Maskieren) wird ein Verhalten bezeichnet, im Zuge dessen eine Person gewünschtes „Normverhalten“ zeigt oder autistisches (oder anderes, nicht normgerechtes) Verhalten unterdrückt, um „normal“ zu wirken und nicht aufzufallen. Masking kann bewusst oder unbewusst geschehen.

Die zehn Prinzipien für ein besseres Leben

1. PRINZIP

Die Autismus-Diagnose nutzen, um sich über Autismus zu informieren.

Was bringt eine Diagnose auf Autismus? Neben dem Zugang zu eventuellen Nachteilsausgleichen und vergleichbaren Ressourcen wie Förderangeboten erhalten autistische Menschen durch die Diagnosestellung die Möglichkeit zur Selbsterkenntnis. Autisten können dabei nicht nur ihr bisheriges Leben im Lichte von Autismus reflektieren, sie erhalten auch in einmaliger Art und Weise die Möglichkeit, blinde Flecke hinsichtlich der eigenen Selbstwahrnehmung zu schließen. Vielen wird dabei eventuell erst im Rahmen ihrer Diagnose bewusst, dass sie soziale Schwierigkeiten oder einen Hang zum Monologisieren haben. Auch lernen sie ihre eigenen Grenzen und Bedürfnisse besser kennen.

Damit dieser Erkenntnisprozess optimal funktionieren kann, ist es wichtig, sich in das Thema Autismus einzulesen und auch eventuelle Freunde und Bekannte um ein ehrliches Feedback zur eigenen Person zu bitten. Bestehende Verständnisfragen hinsichtlich des sozialen Miteinanders („Wozu dient Blickkontakt? Wie macht man das genau?") können besonders gut von nichtautistischen Personen beantwortet werden.

Grundsätzlich können Informationen zu Autismus aber auch ohne eine offizielle Diagnose eingeholt werden. Die Bestätigung hinsichtlich der eigenen Identität durch einen Spezialisten wird zwar häufig als befriedigend erlebt, ist aufgrund der meist knappen Diagnoseplätze aber nicht immer möglich. Gerade Menschen im höheren Lebensalter profitieren außerdem oft kaum noch von Nachteilsausgleichen, weshalb sie eine Diagnose nicht selten rein aus Zwecken der Selbstfindung anstreben. Um sich persönlich weiterzuentwickeln, ist eine offizielle Diagnose jedoch weder Voraussetzung noch muss auf diese gewartet werden, falls der Betroffene seine Selbstreflexion als wohltuend und angenehm empfindet.

2. PRINZIP

Nutze deine Stärken und arbeite an deinen Schwächen.

Viele autistische Menschen haben außergewöhnliche Stärken und Talente, manche sind sogar hochbegabt. Die eigene Kraft auf diese Bereiche zu lenken und ressourcenorientiert zu arbeiten, kann ein enormes Potenzial entfalten.

Wer jedoch nur an seinen Stärken arbeitet, wird irgendwann durch seine Schwächen limitiert – wie ein brillanter Wissenschaftler, dem die Fertigkeit fehlt, seine Erkenntnisse an die Welt zu kommunizieren. Deswegen sollte ein Teil der Ressourcen auch dafür verwendet werden, im Rahmen der eigenen Möglichkeiten persönliche Schwächen zu erkennen und, wenn möglich, daran zu arbeiten. Schwächen zu haben, ist dabei weder schlimm noch sollte dies zu Selbstablehnung führen. Im Gegenteil: Sich der eigenen Schwächen bewusst zu werden und diese annehmen zu lernen, lässt uns auch gütiger über die Schwächen und Fehler anderer Menschen urteilen. Dadurch werden wir nicht nur liebevoller mit uns selbst, sondern auch gütiger mit der Welt.

3. PRINZIP

Die Bedeutung von Gestik und Mimik verstehen und würdigen.

Die nonverbale Kommunikation ist weder unnütz noch ein entbehrliches Phänomen, wie viele Autisten typischerweise denken. Andere Menschen verwenden die nonverbale Kommunikation meist als einen direkten Kanal zwischen ihren Gefühlen und Emotionen. Dadurch können sie die Gefühle des anderen erkennen und buchstäblich mitfühlen. Da unsere Gefühle und Emotionen maßgeblich darüber entscheiden, ob wir unser Leben als angenehm und gelungen empfinden, ist die nonverbale Kommunikation auch sehr viel wesentlicher und effizienter als das gesprochene Wort. Man könnte sagen: Die nonverbale Kommunikation spricht über jenes, was wirklich wichtig im Leben ist.

Bis zu 93% der Kommunikation des Menschen ist nonverbal (Matzies-Köhler 2023; Mehrabian 1967). Alleine deswegen ist es sinnvoll, sich damit zu beschäftigen. Wer sich nicht damit beschäftigt, vielleicht sogar aus persönlicher Antipathie heraus, verpasst damit zwangsweise den Großteil all dessen, was die Menschen kommunizieren.

4. PRINZIP

Die Welt durch die Augen der anderen betrachten.

Autistische Menschen haben häufig Schwierigkeiten im Bereich der *Theory of Mind*. Es fällt ihnen schwer, die Perspektive eines anderen einzunehmen und die Welt wie durch dessen Augen zu sehen. Ganz ohne diese Fähigkeit glauben Autisten oft, andere Menschen würden dasselbe denken, fühlen und wissen wie sie selbst. Dadurch kommt es zu diversen Konflikten und Problemen. Es ist daher wichtig, die eigenen *Theory of Mind*-Fähigkeiten zu verbessern.

In einer früheren Entwicklungsstufe stellen sich Autisten häufig vor, wie es wohl wäre, wenn sie selbst an der Stelle eines anderen wären. Diese Stufe erreichen Autisten oft wie von alleine und mit dem Älterwerden. Eine vollständige Perspektivübernahme ist jedoch erst dann gegeben, wenn sie bedenken, dass jeder Mensch einen spezifischen Hintergrund, eine individuelle Vergangenheit, Prägung und innere Konstitution besitzt, samt all seiner persönlichen Umweltfaktoren. Durch diesen erweiterten Schritt können sie vermeiden, in sozialen Situationen bloß von sich auf andere zu schließen. Das reduziert nicht nur Missverständnisse, sondern macht autistische Menschen auch weniger anfällig für zum Beispiel Betrug und Täuschung (da sie selbst oft sehr ehrlich sind und diese Ehrlichkeit auch bei anderen annehmen).

Wird dieses erweiterte Vorstellen oft genug mit dem Intellekt vollzogen und eingeübt, lernen Autisten irgendwann, andere Menschen auch intuitiv besser zu verstehen. Dies verbessert die sozialen Chancen und fördert das zwischenmenschliche Miteinander enorm.

5. PRINZIP

Die Bedeutung der eigenen Spezialinteressen relativieren.

Es gehört zum Wesen der autistischen Spezialinteressen, dass Autisten deren Relevanz überschätzen. Dies rührt zum einen von der Intensität ihres Erlebens her und zum anderen von der oft nur eingeschränkten *Theory of Mind* anderen gegenüber. Zusammen mit einem eventuellen Hang zum Monologisieren geraten Autisten so häufig in eine unfreiwillige (Selbst-)Isolation, da andere Menschen sich selbst nicht gesehen fühlen oder von den Monologen gelangweilt sind. Autisten sollten deshalb anerkennen, dass ihre Interessen und persönlichen Einstellungen (insbesondere dann, wenn sie Spezialinteressen in Philosophie, Politik oder anderen kontroversen Bereichen haben) nicht mehr oder weniger wert sind als die der anderen. Dazu kann es hilfreich sein, bewusst in die Perspektivübernahme zu gehen und dabei die biografische Entstehungsgeschichte der eigenen und anderen Interessen nachzuvollziehen. Außerdem sollten Autisten sich bewusst machen, dass sie als einer von acht Milliarden Menschen nur einen winzigen Bruchteil von allen Menschen darstellen. Das autistische Selbst erscheint durch die ausgeprägte Innenperspektive oft größer und bedeutsamer, als es objektiv ist. Sich vorzustellen, dass man nur ein Mensch von vielen ist, kann helfen, diese Selbstüberschätzung zu überwinden.

6. PRINZIP

Der Umgang mit den eigenen sensorischen Über- oder Unterempfindlichkeiten ist entscheidend.

Wahrnehmungsbesonderheiten bleiben oft über die Lebensspanne hinweg stabil. Werden bestimmte Sinnesreize sensorisch als besonders störend empfunden, lassen sich diese meist durch Ohrstöpsel, Sonnenbrillen oder andere Hilfsmittel abschirmen. Oft entscheidet jedoch auch die innere Einstellung den Reizen gegenüber darüber, wie gut diese toleriert oder ob sie abgelehnt werden. Lautes Bohren aus der Nachbarwohnung kann somit sehr viel störender wirken, als wenn man selber bohrt. Ein weiteres Beispiel wäre laute Musik; werden die eigene Lieblingslieder gespielt, oder spielt jemand Lieder, die man gar nicht mag?

Autistische Menschen haben oft eine Tendenz dazu, sich in aversive Sinneswahrnehmungen hineinzusteigern und sie zusätzlich zu fokussieren. Dadurch wird der negative sensorische Eindruck psychologisch verstärkt. Dies kann so weit gehen, dass sie das Bohren des Nachbarn persönlich nehmen oder anfangen, sich über das Zwitschern der Vögel vor dem Fenster zu ärgern. In diesen Fällen kann es hilfreich sein, zu versuchen, eine positivere innere Einstellung den Reizen gegenüber zu entwickeln und Gelassenheit zu üben. Eine wirksame Strategie ist möglicherweise, sich in den bohrenden Nachbarn hineinzuversetzen und sich vorzustellen, dass auch dieser Bedürfnisse hat, aus denen er bohrt. Auch der Nachbar hört den Bohrer nicht gerne, doch er hat für das Bohren vielleicht einen wichtigen Grund. Die laute Musik wird eventuell deshalb gespielt, weil eine wichtige Prüfung bestanden wurde und jemand anderes sich freut. Durch die Perspektivübernahme können autistische Menschen möglicherweise gelassener gegenüber den Reizen werden und erleben die störenden Sinneseindrücke als weniger negativ.

7. PRINZIP

Der Mensch ist mehr als sein Autismus.

Es stimmt nicht, dass Autismus jeden Wesenszug eines Menschen ausmachen und bedingen würde, auch wenn viele Betroffene das so empfinden. Weder die ethisch-moralische Haltung, die Partei, die man wählt oder ob in der Brust eines Menschen ein „gutes Herz" schlägt, wird durch den Autismus bestimmt. Deswegen ist es auch nicht „schlimm", wenn autistische Menschen sich weiterentwickeln (falls ihnen das möglich ist!) und autistische Symptome überwunden werden. Niemand braucht deswegen zu fürchten, am Ende nicht mehr er selbst zu sein. Auch Aspekte wie unser Aussehen, unser angeborenes Temperament oder unsere Erfahrungen bedingen so gesehen unser gesamtes Sein. Trotzdem würden die wenigsten Menschen zögern, könnten sie gutaussehender, weniger aufbrausend oder in negativen Erinnerungen verfangen sein. Ganz abgesehen davon ist lebenslange Weiterentwicklung eines der Grundprinzipien allen menschlichen Seins und tut am Ende allen gut – nicht nur Autisten!

8. PRINZIP

Komorbide Störungen erkennen und behandeln.

Circa 50% aller autistischen Menschen erfüllen zusätzlich die Kriterien für eine oder mehrere Persönlichkeitsstörungen oder eine andere psychiatrische Erkrankung (Waizbard-Bartov et al. 2023; Strunz et al. 2013; Hofvander et al. 2009). Gerade im Erwachsenenalter sind es oftmals diese Komorbiditäten, die die autistische Symptomatik verschlimmern oder auf andere Art und Weise zu einer Beeinträchtigung führen (Waizbard-Bartov et al. 2023; Gillberg et al. 2015). Viele Autisten machen die Erfahrung, dass sich ihr soziales Verständnis im Laufe des Lebens zwar erheblich verbessert hat, sie aber aufgrund negativer Erfahrungen und der daraus resultierenden Schüchternheit, sozialen Ängsten oder Depressionen nun diesbezüglich in ihrer sozialen Teilhabe gehemmt sind. Aus diesem Grund sollte die Stellung einer Autismus-Diagnose (oder ein bestehender Eigenverdacht) auch zum Anlass genommen werden, zu überlegen, ob nicht noch eventuell weitere Erkrankungen bei den eigenen Lebensproblemen eine Rolle spielen. Allzu oft führt die Diagnose auf Autismus leider dazu, dass alle Lebensprobleme rein über den Autismus erklärt werden sollen. Dies verengt aber nicht nur den Blickwinkel, sondern hemmt auch die Entwicklung des Betroffenen. Selbst wenn die autistischen Kernsymptome weiterhin unverändert bleiben, kann eine Therapie der Komorbiditäten die Lebensqualität oft erheblich verbessern.

9. PRINZIP

Die Gesellschaft gibt es nicht.

Es gibt einen fließenden Übergang zwischen Autismus und dem, was als „neurotypisch" bezeichnet wird. Aus diesem Grund sprechen Experten heute von einem Autismus-Spektrum (Riedel et al. 2022). Dabei können nicht nur die Schwere, sondern auch die Anzahl der autistischen Symptome einer Person stark variieren. Es ist deswegen weder logisch noch sinnvoll, wenn sich Personen mit Autismus-Diagnose von Personen ohne Diagnose abgrenzen.

Auch die Gesellschaft besteht aus unterschiedlichen Schichten, Strömungen und politischen Ansichten. Nicht alle Menschen sind immer einer Meinung, es gibt Arme und Reiche, Opfer und Täter. Aufgrund negativer Erfahrungen neigen Autisten manchmal dazu, die „neurotypische Gesellschaft" für all ihre Leiden verantwortlich zu machen. Sie verschanzen sich in „autistischen Communitys" und erzeugen so eine Echokammer. Prinzipiell ist an der Bildung von Themen- und Interessenkreisen nichts Schlechtes. Dennoch sollten Autisten die Fähigkeit, über den sprichwörtlichen Tellerrand zu schauen, nicht verlieren. Auch sollten sie nicht in eine Art Vermeidungsverhalten verfallen, in dem sie sich so sehr von der Außenwelt abschirmen, dass keine neuen (positiven) Erfahrungen mehr möglich sind.

Übrigens: Oft gingen die an autistischen Menschen verübten Missetaten von Kindern aus. Kinder können bekanntlich grausam sein. Das sind oder waren sie jedoch nicht, weil sie neurotypisch sind, sondern aufgrund ihres Alters. Manche dieser Kinder erhalten eventuell selbst später eine Diagnose auf Autismus. Im Erwachsenenalter werden die Menschen oft achtsamer und bereuen viele der Taten, die sie als Kinder verübt haben. Wenn autistische Menschen sich jedoch wegen ihrer Erfahrungen in der Kindheit aus der Gesellschaft zurückziehen, machen sie eventuell nie die Erfahrung, dass die Welt der Erwachsenen eine ganz andere ist. Auch aus diesem Grund ist es lohnend, weiter für andere (neurotypische) Menschen offen zu sein.

10. PRINZIP
Es ist okay, autistisch zu sein.

Bei allem in diesem Buch Gesagten ist es natürlich auch okay, einfach autistisch zu sein und autistisch zu bleiben. Das gilt vor allem für diejenigen, denen persönliche Weiterentwicklung nicht oder nur in geringem Maße möglich ist. Autismus ist weder grundsätzlich schlecht noch grundsätzlich gut. Schon gar nicht sollte Autismus moralisch bewertet werden. Viele Autisten machen sich Selbstvorwürfe dafür, dass sie autistisch sind, oder schämen sich für ihre Diagnose. Letztlich ist die „Überwindung" von Autismus jedoch kein Selbstzweck. Es ist eines von vielen möglichen Mitteln, seine ganz persönliche Nische im Leben zu finden. Wer diese Nische innerhalb einer autistischen Community gefunden hat und damit glücklich ist, hat dieses Ziel womöglich erreicht. Auch im moralischen Sinne können Autisten gute Menschen sein.

Wichtig ist, mit sich selber im Reinen zu sein, glücklich zu werden und dabei nicht zu vergessen, dass man immer ein Teil der Weltengemeinschaft bleiben wird, egal, ob man regelmäßig feiern geht, im Internet mit anderen verbunden ist oder viel Zeit mit sich alleine verbringt. Autismus spielt dabei sicherlich eine wichtige Rolle, aber welche Rolle genau, das entscheidet der jeweilige Mensch, die jeweilige Seele, die das Label Autismus trägt.

Interview zwischen Tom Harrendorf und Melanie Matzies-Köhler

Melanie Matzies-Köhler: Hallo Tom, in diesem Buch wurde deine Lebensgeschichte erzählt. Wie geht es dir jetzt damit?

Tom Harrendorf: Prinzipiell ganz gut. Natürlich hat das alles noch mal sehr viel in mir aufgewühlt. Ich weiß auch, dass manche Anekdoten sich skurril oder absurd lesen mögen. Das nehme ich aber in Kauf. Schließlich ist das ja auch ein Teil der Message, nämlich zu zeigen, wie absurd das Leben mit Autismus halt manchmal ist. Ansonsten stellt dieses Buch auch eine Art Schlussstrich oder Verabschiedung für mich dar. Eine Verabschiedung an mein altes Leben voller Schmerzen und Leid.

Melanie Matzies-Köhler: Du hast in deinen Videos, Artikeln und auch mir gegenüber schon öfters davon gesprochen, du hättest deinen Autismus überwunden. Wie genau meinst du das? Ist diese Überwindung so etwas wie deine Wiedergeburt, dein „neues Leben"?

Tom Harrendorf: Das kann man so sagen. Eigentlich meine ich damit aber, dass viele meiner autistischen Symptome nicht mehr in klinisch bedeutsamer Ausprägung vorhanden sind. Viele dieser Symptome habe ich auch ganz überwunden, zum Beispiel das fehlende Verständnis der sozialen Interaktion. Das erarbeitete Wissen dazu habe ich in meinem Kopf gespeichert. Das hat dann auch nichts mehr mit „Masking" zu tun.

Melanie Matzies-Köhler: Aber nur, weil deine Symptome nicht mehr oder aktuell nicht mehr vorhanden sind, bedeutet das doch nicht, dass deine autistische Veranlagung verschwunden ist?

Tom Harrendorf: Das stimmt! Aber was wir heute mit Autismus diagnostizieren, ist ja nicht die autistische Veranlagung, sondern ist ein Komplex von Symptomen – also die Ausprägung. Es gibt ja einen

Unterschied zwischen Veranlagung und Ausprägung. Da bis heute in der Forschung keine eindeutig identifizierbare autistische Veranlagung gefunden wurde (ein fester Satz von Genen, ein typisch autistisches Gehirn), wird diese natürlich auch nicht diagnostiziert. Was diagnostiziert wird, sind – ich wiederhole mich – die Symptome. Und wenn diese Symptome dann verschwinden, wäre, zumindest theoretisch, auch der Autismus selbst verschwunden. Für die klinische Diagnose auf Autismus bedarf es außerdem einer Funktionsbeeinträchtigung in mehreren wichtigen Lebensbereichen. Die habe ich aber nicht mehr. Somit wäre auch formal die Voraussetzung für die Autismus-Diagnose entfallen.

Melanie Matzies-Köhler: Aber kannst du dir vorstellen, dass dieser Standpunkt manche Betroffene und Angehörige irritiert oder dass diese sich davon unter Druck gesetzt fühlen? Schaut man in den ICD-11, gilt Autismus dort auch als lebenslange Störung.

Tom Harrendorf: Ja, das stimmt. Aber viele, die sich von meinem Standpunkt irritiert fühlen, haben sich damit gar nicht tiefergehend beschäftigt und kritisieren mich oder meine Argumente eher reflexartig. Zwar gilt Autismus laut ICD-11 als lebenslange Störung, aber das hat man auch von anderen Störungen einst gesagt – zum Beispiel von den Persönlichkeitsstörungen. Auch ADHS gilt heute nur noch in einem Drittel der Fälle als lebenslang. Nur weil es viele gibt, die ihren Autismus nicht oder nicht vollständig überwinden können, bedeutet das nicht, dass Autismus generell unüberwindbar wäre.

Melanie Matzies-Köhler: Du sagst, ADHS wäre nur in einem Drittel der Fälle lebenslang. Wie siehst du die Zahl bei Autismus?

Tom Harrendorf: Ja, das mit ADHS steht so im ICD-11. Bei Autismus sprechen neuere Studien von ca. 10–20% der Betroffenen, die ihre Symptome im Laufe ihres Lebens verlieren (Eigsti 2024; DeAngelis 2019). Das halte ich für realistisch. Zwar ist in diesem Bereich noch weitere Forschung nötig, doch das Interesse an diesem Thema ist groß. Wichtig ist auch zu betonen, dass in den letzten Jahren immer mehr Diagnosen auf eher leicht betroffene Autisten verfallen, die früher noch gar nicht als autistisch gegolten hätten. Wer sich weniger tief im Spektrum befindet, hat auch bessere Chancen, irgendwann ganz herauszufallen.

Ich behaupte natürlich nicht, dass Schwerstbetroffene irgendwann keinen Autismus mehr haben. Zudem gibt es einen Graubereich zwischen Autismus und Normalität, den sogenannten „*broader autism phenotype*". Das ist sozusagen die Schnittstelle, bei der die Diagnostiker nicht mehr genau sagen können, ob jemand autistisch ist oder eher „neurotypisch". Viele sagen dann, dass wenn sie heute mehr autistisch sind und morgen weniger (abhängig von der Tagesform), garantiert ihnen ja keiner, dass sie nicht übermorgen wieder autistisch sind. Dieser Einwand ist natürlich nicht unberechtigt, aber letztlich wohl eher ein theoretisches Problem. Wer sich weit genug über die Schwelle hinwegbewegt, stellt sich solche Fragen gar nicht mehr.

Melanie Matzies-Köhler: Worin unterscheidet sich deine Aufklärungsarbeit von der anderer Influencer?

Tom Harrendorf: Bei dem Begriff Influencer muss ich jetzt schmunzeln. Ich sehe meine Aufklärungsarbeit als eine Art Pionierarbeit. Zum einen, weil der Gedanke, Autismus überwinden zu können, relativ neu ist. Das liegt natürlich auch daran, dass früher fast ausschließlich schwere Fälle diagnostiziert wurden. Auf der anderen Seite ist es heute fast schick, sich selbst als Autist zu bezeichnen. Die autistische Community ist da sehr explizit, zumindest jene, die öffentlich ihre Stimme erhebt. Wenn man da nicht mitmacht, ist man schnell außen vor. Warum das so ist, darüber kann ich nur spekulieren. Ich denke, viele schaffen es über das Label Autismus zum ersten Mal irgendwo Fuß zu fassen. Das will man natürlich nicht mehr hergeben. An der grundlegenden Problematik – den mangelnden sozialen Fähigkeiten – ändert das freilich nichts. Ich sehe den hauptsächlichen Unterschied meiner Aufklärungsarbeit also darin, nicht nur für mehr Selbstakzeptanz und Selbstverständnis zu werben, sondern auch aufzuzeigen, dass persönliche Weiterentwicklung möglich ist.

Zudem versuche ich, zwischen Autisten und Nicht-Autisten zu vermitteln, zu dolmetschen. Auch das kommt in der aktuellen Debatte meist zu kurz. Ich erlebe es häufig, dass die eine Seite versucht, die jeweils andere Seite auszuspielen. Hass von Autisten auf die vermeintlichen Nicht-Autisten wird innerhalb der Community teilweise offen zelebriert. Das entspricht aber nicht meinem Menschenbild und ich glaube auch nicht, dass eine scharfe Trennlinie zwischen Autismus und Nicht-Autismus überhaupt existiert.

Melanie Matzies-Köhler: Aber warum ist es so wichtig, aus dem Autismus herauszukommen? Ist das denn etwa Schlechtes? Das hört sich alles ein bisschen so an, als wäre es grundsätzlich verkehrt, autistisch zu sein.

Tom Harrendorf: Ich stelle da mal die Gegenfrage: Ist es schlecht, sich aus dem Autismus herauszuentwickeln, falls man das kann? In der aktuellen Debatte tun viele so, als wäre es das. Sie glauben dann, ohne ihren Autismus wären sie nicht mehr sie selbst, weil der Autismus ihr gesamtes Wesen durchdringen würde. Das ist natürlich nicht so. Zum einen gibt es unzählige andere Dinge, die nach dieser Logik mein Wesen durchdringen würden. Zum Beispiel meine Körpergröße oder mein angeborenes Temperament. Ich bin mir aber sicher, dass sich die meisten sofort ein paar Zentimeter größer oder weniger impulsiv machen würden. Warum darf dann also gerade der Autismus nicht verändert werden? Auf der anderen Seite bestimmt der Autismus weder meine politischen Ansichten, meine Rechtschaffenheit oder ob ich ein gutes Herz habe. Wer meint, er braucht den Autismus, um rechtschaffen zu sein, sollte an seiner moralischen Integrität arbeiten.

Autismus ist auch eines der wenigen Störungsbilder, bei dem es einem fast als negativ ausgelegt wird, wenn man sagt, dass man sich weiterentwickelt hat. Ich sage: „Ich habe meinen Autismus überwunden, darauf bin ich stolz", und die Leute sagen: „Hast du nicht, du maskierst nur!" – das ist doch absurd, wie damit umgegangen wird!

Auf der anderen Seite ist „wichtig", sich aus dem Autismus herauszuentwickeln, wie du es in deiner Frage formulierst, sicherlich das falsche Wort. Wichtig ist es im engeren Sinne natürlich nicht. Es kann aber nur wenig Zweifel geben, dass Autismus zumindest statistisch gesehen erst mal mit einem enormen Leidensdruck für sich und andere einhergeht. Menschen, die tiefer im Spektrum sind, sind oftmals sogar vollständig pflegebedürftig. Dieser Leidensdruck bzw. eine „klinisch bedeutsame Einschränkung des täglichen Funktionierens", wie es im ICD heißt, ist auch eines der Pflichtkriterien, ohne das die Diagnose gar nicht gestellt werden darf.

Sich aus seinem Autismus fortzuentwickeln, bedeutet im ersten Schritt einen Kompetenzerwerb. Man bekommt Fähigkeiten und Kompetenzen dazu, die man für sich nutzen kann. Das bedeutet auch nicht, dass man seine alten Kompetenzen und Fähigkeiten automatisch verliert. Solche Kompetenzen könnten sein: andere Menschen besser verstehen, flexibler in seiner Tagesplanung sein, einer Erwerbstätigkeit nachgehen, Freundschaften knüpfen und nachsichtiger mit sich oder anderen zu sein. Ich finde schon, dass diese und andere Dinge grundsätzlich „nice to have“ sind.

Melanie Matzies-Köhler: Das finde ich gerade spannend! Zum Beispiel das mit der Erwerbstätigkeit: Ist es nicht gerade Aufgabe der Gesellschaft, im Sinne der Inklusion, autistischen Menschen Brücken zu bauen? Viele Autisten wollen ihren Autismus trotz ihrer Schwierigkeiten nicht überwinden, da sie sich so akzeptieren, wie sie sind. Was wäre denn, wenn die Umwelt so tolerant wäre, den Autisten in vielen Teilen so zu lassen, wie er ist? Er sich nicht immer und überall anpassen müsste, weil die Bedingungen so wären, dass er sich darin optimal bewegen könnte?

Tom Harrendorf: Natürlich ist Inklusion ein Thema, absolut. Ich selbst habe mein Leben lang Mobbing und Ausgrenzung erfahren, das ist zu verurteilen. Dass irgendwann alle Menschen mit Beeinträchtigung einen Job auf dem ersten Arbeitsmarkt bekommen werden, wünsche ich mir natürlich auch. Ob das überhaupt möglich ist, wage ich aber zu bezweifeln. Man denke nur an Personen mit schwerer Intelligenzminderung, schweren Spastiken oder Autisten mit permanentem Assistenzbedarf.

Gerade beim Thema Freundschaft und Liebe – den zentralen Baustellen aller Autisten – zeigt sich aber die Grenze der Inklusion seitens der Gesellschaft noch deutlicher. Ich sage dazu immer: Liebe und Freundschaft kann man nicht als Nachteilsausgleich auf dem Versorgungsamt beantragen. Man kann im Zuge der Inklusion höchstens verlangen, dass die Menschen einen anderen Menschen ertragen und mittragen. Freundschaft und Liebe bedürfen aber Sympathie und die kann man nicht erzwingen, sondern muss sie sich verdienen. Dafür ist es nun mal von Vorteil, über gute soziale Fähigkeiten zu verfügen. Ich selbst führe meine Beziehung und habe meinen Freundeskreis auch nicht, weil ich erfolgreich darum gebettelt habe (das habe ich oft genug versucht), sondern weil ich mich diesbezüglich aus dem autistischen Spektrum hinausentwickelt habe.

Teilweise empfinde ich auch die Anspruchshaltung der Autismus-Community als etwas falsch oder überzogen. Man kann von der Gesellschaft zum Beispiel nicht verlangen, dass diese auf Gestik oder Mimik verzichten soll, nur weil es Autisten gibt. Ich kann auch nicht verlangen, dass ich dasselbe Feedback oder dieselbe Gratifikation erhalte wie jemand, der hart an sich gearbeitet hat, wenn ich das selbst nicht tue. „Du bist gut und richtig so, wie du bist" ist da so ein Spruch, der oft überstrapaziert wird. Nicht jeder hat zum Beispiel das Zeug zum Spitzensportler und es wäre der völlig falsche Weg, keine Wettkämpfe mehr zu veranstalten, nur damit sich jeder so fühlen kann.

Melanie Matzies-Köhler: Das hört sich alles sehr plausibel an.

Tom Harrendorf: Es gibt auch noch einen anderen Punkt, den ich hier ansprechen möchte, wenn es um das Thema Inklusion geht und Autisten, die sich gar nicht weiterentwickeln wollen. Ich finde nämlich, jeder hat eine moralische Pflicht (da wären wir wieder bei Kant, haha), seine eigene Hilfsbedürftigkeit zu verringern, wenn er es kann. Viele Autisten leben von Sozialhilfe. Das ist auch prinzipiell erst mal in Ordnung; das habe ich ja selbst lange Zeit getan. Wenn allerdings dieser Sozialhilfebezug – also das Geld, das die Kassiererin an der Supermarktkasse erarbeitet – deshalb bezogen wird, weil ein Autist gerne autistisch ist, finde ich das fragwürdig. Es ist leider das große Dilemma der Autismus-Bubble, dass viele von denen, die auf die Gesellschaft schimpfen, eigentlich von dieser finanziert werden. Oder mal so: Ich habe hart an mir gearbeitet und kann deswegen heute eine Ausbildung zum Heilerziehungspfleger machen. Als Heilerziehungspfleger versorge ich wiederum andere Autisten in Pflegeheimen, die einen höheren Pflegebedarf haben. Ich würde mir wünschen, dass diejenigen, die mich und meine Ansichten kritisieren, selbst einmal andere Autisten pflegen und zur Toilette bringen. Vielleicht reflektieren sie dann, ob es wirklich so erstrebenswert ist, autistisch zu sein.

Melanie Matzies-Köhler: Aber nicht alle Autisten sind so eingeschränkt, dass sie einen solchen Pflegebedarf haben. Was ist mit den hochfunktionalen Autisten? Autismus ist doch ein Spektrum.

Tom Harrendorf: Meine ganz persönliche Ansicht dazu ist folgende: Wenn wir beurteilen wollen, ob Autismus prinzipiell etwas Gutes, Schlechtes, Neutrales oder was auch immer ist, müssen wir auf diejenigen schauen, die voll davon betroffen sind. Also ganz tief im Spektrum liegen. Diejenigen, die sich heute zu Autismus äußern und das Thema für sich beanspruchen, sind ja meistens gar nicht so stark betroffen und bilden deshalb gar nicht den Maßstab.

Melanie Matzies-Köhler: Wenn du auf dein eigenes Leben zurückblickst und jetzt, da dieses Buch existiert, deine eigene Geschichte liest, identifizierst du dich immer noch mit dem Thema Autismus oder hat Autismus heute für dich keinerlei Relevanz mehr?

Tom Harrendorf: Ach, so ganz wird man das Thema doch nie los, haha. Alleine schon wegen meiner Präsenz im Internet oder weil meine Arbeitskollegen mich fragen, was ich vor meiner Ausbildung so gemacht habe. Immerhin habe ich jetzt das Buch, das ich ihnen in die Hand drücken kann, dann können sie es selber lesen.

Ansonsten: Autismus hat mein Leben geprägt, aber er bestimmt mich nicht, beziehungsweise: nicht mehr. Ich sehe einfach keinen Grund, warum ich mich weiter als Autist identifizieren sollte, wenn ich gut klarkomme im Leben und mich auch niemand mehr als autistisch wahrnimmt, solange er nicht um meine Diagnose weiß. Ich gehe auch nicht hin zu den Leuten und sage: „Hallo, ich bin Tom, der Autist!" Ich gehe hin zu den Leuten und sage: „Yo, ich bin Tom, der Mensch."

Klar habe ich auch noch autistische Symptome. Das haben aber viele Menschen in der Gesellschaft, auch sogenannte neurotypische. Sie belasten mich aber nicht mehr. Letztlich geht es bei der Überwindung von Autismus, wie ich sie verstehe, auch ganz viel um Identität: Identifiziere ich mich als Autist, oder nicht? Ich jedenfalls bin mit der Rolle des bloßen Menschen aktuell ganz zufrieden.

Melanie Matzies-Köhler: Was hätte dir geholfen, als du ein Kind warst? Was hättest du dir hinsichtlich deines Autismus und deines Lebens von anderen gewünscht?

Tom Harrendorf: Ich hätte mir gewünscht, dass es jemanden gegeben hätte, der für mich da war, der mich in emotionaler Hinsicht gehalten hätte. Ich hätte mir gewünscht, dass sich von Anfang an jemand um mich gekümmert hätte, eine Art Mentor oder jemand, der mir einfach nur gezeigt hätte, hey, ich bin für dich da. Natürlich hätte ich mir auch gewünscht, dass mir als autistischer Junge jemand die Welt erklärt hätte, so wie ich es heute für andere Autisten und Angehörige tue. Da aber niemand von meinem Autismus wusste, und ich natürlich auch weiß, wie schwer es ist, die Perspektive und die Probleme autistischer Menschen überhaupt zu erkennen, hätte es mir schon gereicht, jemand hätte sich solidarisiert.

Melanie Matzies-Köhler: Wie stehst du heute zu deinem Vater? Ihr habt aktuell ja kaum noch Kontakt.

Tom Harrendorf: Natürlich habe ich viel über unser Verhältnis nachgedacht in den letzten Jahren. Ich bin dankbar für die ersten Jahre als Kind und auch ich habe sicherlich nicht immer alles richtig gemacht. Trotzdem kann ich nicht verschweigen, dass ich die gemeinsame Zeit im Jugendalter als unglaublich leidvoll und traumatisierend erlebt habe. Das hat mich sehr geprägt.

Ganz allgemein und unabhängig von meinem Vater ist es mir wichtig, dem Leser mitzuteilen: Ein Kind hat nicht dieselbe Verantwortung für die Beziehung zu seinen Eltern wie umgekehrt. Es so zu sehen, würde die Rolle und das Wesen des Kindes verkennen. Eltern sorgen für ihre Kinder, und nicht umgekehrt. Eltern tragen die Verantwortung, und nicht umgekehrt. Kinder können das auch gar nicht, weil sie Kinder sind. Kinder dürfen nicht sich selbst überlassen werden, schon gar nicht, wenn sie offensichtlich überfordert sind.

Ich war zu meiner Kinder- und Jugendzeit psychisch schwer krank. Ich hatte nicht nur Zwangsstörungen, habe mich autoaggressiv verletzt und habe mit Suizid gedroht. Letztlich wurde ich sogar in die Psychiatrie eingewiesen. Diese Einweisung hat aber mein Hausarzt veranlasst, den ich selber aufgesucht habe. Es war nicht mein Vater, mein Lehrer oder irgendjemand anderes. Wenn ein Kind sich die Arme aufschneidet und die Hände blutig wäscht, muss sich aber sein Umfeld kümmern, so sehe ich das. Es ist nicht die Aufgabe eines Zwölfjährigen, sich einen Termin beim Psychologen zu machen.

So gesehen hätte ein Großteil meines persönlichen Leidens vielleicht verhindert werden können. Eventuell wäre ich sogar nie erwerbsunfähig geworden. Manchmal tut es mir fast weh zu sehen, wie viel Förderung und Unterstützung andere so bekommen, ich selbst bin immer nur durch das System gerasselt. Die ursächliche Verantwortung dafür weise ich aber, heute und als 37-Jähriger, zur Gänze zurück. Auch das ist für mich ein weiteres Puzzlestück auf meinem Weg hin zu einem besseren Leben.

Melanie Matzies-Köhler: Gibt es noch etwas anderes, was du dem Leser zum Abschluss sagen möchtest?

Tom Harrendorf: Ja, das gibt es. Ich weiß, dass die eigentlich frohe Botschaft in diesem Buch, dass sich Autismus überwinden lässt oder man über sich hinauswachsen kann, auch viele Menschen verletzt. Es verletzt all diejenigen, die es noch nicht geschafft haben und vielleicht auch niemals schaffen werden. Das darf aber kein Hinderungsgrund sein, diese Botschaft zu verbreiten. Denn zum einen halte ich sie für einen wichtigen Beitrag zur Debatte und zum anderen wird sie all jenen nützen, heute oder in Zukunft, die sich auf dem gleichen oder ähnlichen Weg befinden wie ich. Für all diejenigen ist dieses Buch.

Literaturverzeichnis

Antelmann, Iris (2015). *Von einem, der ganz anders ist*, in: Braunschweiger Zeitung, 07.04.2015, *https://www.braunschweiger-zeitung.de/braunschweig/article151828777/Von-einem-der-ganz-anders-ist.html.* [Abgerufen am 03.08.2024]

Attwood, Tony (2019). *Leben mit dem Asperger-Syndrom* (3. Aufl.). Trias (Stuttgart).

Autismus Schweiz (2024). *Autismus-Spektrum-Störung.* https://www.autismus.ch/informationsplattform/autismus.html [Abgerufen am 31.07.2024]

Baspinar, Busra/Yardimci, Hulya (2020). *Gluten-Free Casein-Free Diet for Autism Spectrum Disorders: Can It Be Effective in Solving Behavioural and Gastrointestinal Problems?*, in: Eurasian Journal Of Medicine, Bd. 52, Nr. 3, 28.10.2020, S. 292–297. DOI: 10.5152/eurasianjmed.2020.19230

Brugha, Traolach S./Sally McManus/John Bankart/Fiona Scott/Susan Purdon/Jane Smith/Paul Bebbington/Rachel Jenkins/Howard Meltzer (2011). *Epidemiology of Autism Spectrum Disorders in Adults in the Community in England*, in: Archives Of General Psychiatry, Bd. 68, Nr. 5, 02.05.2011, S. 459. DOI: 10.1001/archgenpsychiatry.2011.38

Chai, Carmen (2014). *PETA links milk to autism in controversial new ad.* https://globalnews.ca/news/1365084/peta-links-milk-to-autism-in-controversial-new-ad [Abgerufen am 03.08.2024]

Dankova, Daniela (2020). *Autismus-Spektrum-Störung: Asperger-Syndrom* (2. Aufl.). BoD – Books on Demand (Norderstedt).

DeAngelis, Tori (2019). *Losing an autism diagnosis.* https://www.apa.org/monitor/2019/04/autism-diagnosis [Abgerufe am: 03.08.2024]

Deutsche Gesellschaft für Kinder- und Jugendpsychiatrie, Psychosomatik und Psychotherapie e.V. (DGKJP) [Hrsg.]/Deutsche Gesellschaft für Psychiatrie und Psychotherapie, Psychosomatik und Nervenheilkunde e.V. (DGPPN) [Hrsg.] (2021). *S3-Leitlinie Autismus-Spektrum-Störungen im Kindes-, Jugend- und Erwachsenenalter. Teil 2: Therapie* (Version 1.1).

Dilling, Horst/Mombour, Werner/Schmidt, Martin (2015). *Internationale Klassifikation psychischer Störungen. ICD-10* (10., überarbeitete Auflage). Hofgrefe (Göttingen)

Dorrance, Carmen/Tanja Flechsig/Andrea Fuhrmann/Silvia Gartinger/Anke Hennig/Martin Herrlich/Christiane Liersch/Stefanie Pakleppa/Alfons Ummenhofer/Andreas Ziegner/Bettina Övermöhle (2020). Heilerziehungspflege Band 1. Grundlagen und Kernkonzepte der Heilerziehungspflege (1. Auflage, 3. Aktualisierter Druck). Cornelsen (Berlin)

Duden (2024). *Egoismus.* https://www.duden.de/rechtschreibung/Egoismus [Abgerufen am 03.08.2024]

Dziobek, Isabel/Kimberley Rogers/Stefan Fleck/Markus Bahnemann/Hauke R. Heekeren/Oliver T. Wolf/Antonio Convit (2007). *Dissociation of Cognitive and Emotional Empathy in Adults with Asperger Syndrome Using the Multifaceted Empathy Test (MET)*, in: Journal Of Autism And Developmental Disorders, Bd. 38, Nr. 3, 08.11.2007, S. 464–473. DOI: 10.1007/s10803-007-0486-x

Eigsti, Inge-Marie (2024). *The Autism Constellation and Neurodiversity: Long-Term and Adult Outcomes in Autism Spectrum Disorder*. DOI: 10.1016/j.pcl.2024.01.003

Farley, Adam/López, Beatriz /Saunders, Guy (2010). *Self-conceptualisation in autism: Knowing oneself versus knowing self-through-other*, in: Autism, Bd. 14, Nr. 5, 01.09.2010, S. 519–530. DOI: 10.1177/1362361310368536

Fassett, Michael/Morgan Peltier/Deborah Wing/Anny Xiang/Vicki Chiu/Steven Jacobsen/Darios Getahun (2017). *Association of Perinatal Risk Factors with Autism Spectrum Disorder*, in: American Journal Of Perinatology, Bd. 34, Nr. 03, 31.01.2017, S. 295–304. DOI: 10.1055/s-0036-1597624

Fitzpatrick, Sarah/Laura Srivorakiat/Logan Wink/Ernest Pedapati/Craig Erickson (2016). Aggression in autism spectrum disorder: presentation and treatment options, in: Neuropsychiatric Disease And Treatment, Bd. Volume 12, 01.06.2016, S. 1525–1538. DOI: 10.2147/ndt.s84585

Gillberg, I. Carina/Adam Helles/Eva Billstedt/Christopher Gillberg (2015). *Boys with Asperger Syndrome Grow Up: Psychiatric and Neurodevelopmental Disorders 20 Years After Initial Diagnosis*, in: Journal Of Autism And Developmental Disorders, Bd. 46, Nr. 1, 26.07.2015, S. 74–82. DOI: 10.1007/s10803-015-2544-0

González-Domenech, Pablo José/Francisco Diaz-Atienza/Luis Gutiérrez-Rojas/María Luisa Fernández-Soto/Carmen María González-Domenech (2022). *A Narrative Review about Autism Spectrum Disorders and Exclusion of Gluten and Casein from the Diet*, in: Nutrients, Bd. 14, Nr. 9, 25.04.2022, S. 1797. DOI: 10.3390/nu14091797

Gray, Carol A (1998). *Social Stories and Comic Strip Conversations with Students with Asperger Syndrome and High-Functioning Autism*, in: Springer eBooks, 01.01.1998, S. 167–198. DOI: 10.1007/978-1-4615-5369-4_9

Gray, Carol A (2019). *Comic Strip Gespräche: Illustrierte Interaktionen – Wie man Schülern mit Autismus und ähnlichen Beeinträchtigungen Kommunikationsfähigleiten vermitteln kann* (2. Aufl.). LIBELLUS (Stockelsdorf).

Gray, Carol A (2024). *Overview.* https://carolgraysocialstories.com/social-stories [Abgerufen am 03.08.2024]

Greenberg, Yeshaya David M./Rosemary Holt/Carrie Allison/Paula Smith/Robbie Newman/Theo Boardman-Pretty/Jonathan Haidt/Simon Baron-Cohen (2024). *Moral foundations in autistic people and people with systemizing minds*, in: Molecular Autism, Bd. 15, Nr. 1, 14.05.2024. DOI: 10.1186/s13229-024-00591-8

Hofvander, Björn/Richard Delorme/Pauline Chaste/Agneta Nydén/Elisabet Wentz/Ola Ståhlberg/Evelyn Herbrecht/Astrid Stopin/Henrik Anckarsäter/Christopher Gillberg/Maria Råstam/Marion Leboyer (2009). *Psychiatric and psychosocial problems in adults with normal-intelligence autism spectrum disorders*, in: BMC Psychiatry, Bd. 9, Nr. 1, 10.06.2009 DOI: 10.1186/1471-244x-9-35

Howard, Philippa L/Sedgewick, Felicity (2021). *'Anything but the phone!': Communication mode preferences in the autism community*, in: Autism, Bd. 25, Nr. 8, 25.06.2021, S. 2265–2278. DOI 10.1177/13623613211014995

Huang, Ann X./Tammy L. Hughes/Lawrence R. Sutton/Marissa Lawrence/Xiaohan Chen/Zhe Ji/Waganesh Zeleke (2017). *Understanding the Self in Individuals with Autism Spectrum Disorders (ASD): A Review of Literature*, in: Frontiers in Psychology, Bd. 8, 22.08.2017. DOI: 10.3389/fpsyg.2017.01422

Klom, Leonie/Lichtblau, Andrea (2013). *Zwischenmenschliche Beziehungen bei Autismus-Spektrum-Störungen*, in: Autismus-Spektrum-Störungen im Erwachsenenalter und andere hochfunktionale Autismus-Spektrum-Störungen, 1. Aufl., 2013, S. 347-353. MWV – Medizinisch Wissenschaftliche Verlagsgesellschaft mbH & Co. KG (Berlin).

Lai, Meng-Chuan/Baron-Cohen, Simon (2015). *Identifying the lost generation of adults with autism spectrum conditions*, in: The Lancet Psychiatry, Bd. 2, Nr. 11, 01.11.2015, S. 1013–1027 DOI: 10.1016/s2215-0366(15)00277-1

Lombardo, Michael V./Simon Baron-Cohen (2010). *Unraveling the paradox of the autistic self*, in: Wiley Interdisciplinary Reviews Cognitive Science, Bd. 1, Nr. 3, 07.04.2010, S. 393–403. DOI: 10.1002/wcs.45

Lorenz, Josephin (2022). *Trauma im Autismusspektrum – über die Folgen und welche therapeutischen Mittel helfen.* https://www.autismusspektrum.info/post/trauma-im-autismusspektrum-%C3%BCber-die-folgen-und-welche-therapeutischen-mittel-helfen [Abgerufen am 03.08.2024]

Matzies-Köhler, Melanie (2015). *Sozialtraining für Menschen im Autismus-Spektrum (AS). Ein Praxisbuch* (1. Aufl.). Kohlhammer (Stuttgart).

Matzies-Köhler, Melanie (2023). *Nonverbale Kommunikation verstehen (für Autisten).* https://www.autismusspektrum.info/post/nonverbale-kommunikation-verstehen-f%C3%BCr-autisten [Abgerufen am 03.08.2024]

Matzies-Köhler, Melanie (20243). *Sozialtraining und Brückenbau für Menschen im Autismus-Spektrum.* https://www.autismusspektrum.info/post/sozialtraining-und-br%C3%BCckenbau-f%C3%BCr-menschen-im-autismus-spektrum [Abgerufen am 03.08.2024]

Mehrabian, Albert/Susan R. Ferris (1967). *Inference of attitudes from nonverbal communication in two channels.*, in: Journal Of Consulting Psychology, Bd. 31, Nr. 3, 01.01.1967, S. 248–252. DOI: 10.1037/h0024648

O'Nions, Elizabeth/Irene Petersen/Joshua E.J. Buckman/Rebecca Charlton/Claudia Cooper/Anne Corbett/Francesca Happé/Jill Manthorpe/Marcus Richards/Rob Saunders/Cathy Zanker/Will Mandy/Joshua Stott (2023). *Autism in England: assessing underdiagnosis in a population-based cohort study of prospectively collected primary care data*, in: The Lancet Regional Health - Europe, Bd. 29, 01.06.2023. DOI: 10.1016/j.lanepe.2023.100626

Park, Hyun Ok (2023). Autism Spectrum Disorder and Savant Syndrome: A Systematic Literature Review, in: Soa. Ceongso'nyeon Jeongsin Yihag, Bd. 34, Nr. 2, 01.04.2023, S. 76–92 DOI: 10.5765/jkacap.230003

Patterson, James W./Vickie Armstrong/Eric Duku/Annie Richard/Martina Franchini/Jessica Brian/Lonnie Zwaigenbaum/Susan E. Bryson/Lori-Ann R. Sacrey/Caroline Roncadin/Isabel M. Smith (2021). *Early trajectories of motor skills in infant siblings of children with autism spectrum disorder*, in: Autism Research, Bd. 15, Nr. 3, 26.11.2021, S. 481–492. DOI: 10.1002/aur.2641

Reissmann, Andreas (2020). *Gluten-free and casein-free diets in the management of autism spectrum disorder: A systematic literature review*, in: Movement And Nutrition in Health And Disease, Bd. 4, 22.06.2020. DOI: 10.5283/mnhd.9

Remschmidt, Helmut (2008). *Autismus* (4. Aufl.). Beck (München).

Riedel, Andreas/Clausen, Jens Jürgen (2020). *Autismus-Spektrum-Störungen bei Erwachsenen* (1. Auflage). Psychiatrie Verlag (Köln).

Riedel, Andreas/Rost, Manuela/Corbisiero, Salvatore (2022). *Welche Ziele verfolgt die Psychotherapie bei hochfunktionalen Autismus-Spektrum-Störungen?.* https://www.autismusspektrum.info/post/welche-ziele-verfolgt-die-psychotherapie-bei-hochfunktionalen-autismus-spektrum-st%C3%B6rungen [Abgerufen am 03.08.2024]

Robertson, Caroline E./Simon Baron-Cohen (2017). *Sensory perception in autism*, in: Nature Reviews. Neuroscience, Bd. 18, Nr. 11, 29.09.2017, S. 671–684. DOI: 10.1038/nrn.2017.112

Rodop, Büşra Burcu/Esin Başkaya/İlknur Altuntaş/Oytun Erbaş (2021). *Nutrition Effect on Autism Spectrum Disorders*, in: Journal Of Experimental And Basic Medical Sciences, Bd. 2, Nr. 1, 01.01.2021, S. 007–017. DOI: 10.5606/jebms.2021.75633

Rodrigues, João Victor S./Maria Clara F. Poli/Pedro H. Petrilli/Rita Cássia M. Dornelles/Karina H. Turcio/Leticia H. Theodoro. *Food selectivity and neophobia in children with autism spectrum disorder and neurotypical development: a systematic review*, in: Nutrition Reviews, Bd. 81, Nr. 8, 12.01.2023, S. 1034–1050. DOI: 10.1093/nutrit/nuac112

Schilbach, Leonhard /Bartholomäus, Marie (2022). *Wie können Autist:innen ihre sozialen Fähigkeiten verbessern?.* https://www.autismusspektrum.info/post/wie-k%C3%B6nnen-autist-innen-ihre-sozialen-f%C3%A4higkeiten-verbessern [Abgerufen am 03.08.2024]

Schirmer, Britta (2006). *Elternleitfaden Autismus* (1. Auflage). Trias (Stuttgart).

Schroeder, Jessica H./M. Catherine Cappadocia/James M. Bebko/Debra J. Pepler/Jonathan A. Weiss (2014). *Shedding Light on a Pervasive Problem: A Review of Research on Bullying Experiences Among Children with Autism Spectrum Disorders*, in: Journal Of Autism And Developmental Disorders, Bd. 44, Nr. 7, 25.01.2014, S. 1520–1534 DOI: 10.1007/s10803-013-2011-8

Strasser, Susanne (2022). *Glutenfrei und kaseinfrei kochen – für Menschen mit Autismus, Zöliakie oder Allergie gegen Milch und Gluten* (1. Aufl. unter diesem Titel). Selbstverlag (Österreich).

Strasser, Susanne (2024). *Autismus und herausforderndes Verhalten: Wer fordert wen heraus?* https://www.autismusspektrum.info/post/autismus-und-herausforderndes-verhalten-wer-fordert-wen-heraus [Abgerufen am 03.08.2024]

Strunz, Sandra/Isabel Dziobek/Stefan Roepke (2013). *Komorbide psychiatrische Störungen und Differenzialdiagnostik bei nicht-intelligenzgeminderten Erwachsenen mit Autismus-Spektrum-Störung*, in: PPmP. Psychotherapie, Psychosomatik, Medizinische Psychologie/Psychotherapie, Psychosomatik, Medizinische Psychologie, Bd. 64, Nr. 06, 14.11.2013, S. 206–213. DOI: 10.1055/s-0033-1358708

Tanner, Amy/Dounavi, Katerina (2020). *The Emergence of Autism Symptoms Prior to 18 Months of Age: A Systematic Literature Review*, in: Journal Of Autism And Developmental Disorders, Bd. 51, Nr. 3, 30.07.2020, S. 973–993. DOI: 10.1007/s10803-020-04618-w

Tebartz van Elst (2013). *Die hochfunktionalen Autismus-Spektrum-Störungen im Erwachsenenalter – Symptomatik und Klassifikation*, in: Autismus-Spektrum-

Störungen im Erwachsenenalter und andere hochfunktionale Autismus-Spektrum-Störungen, 1. Aufl., 2013, S. 24-33. MWV – Medizinisch Wissenschaftliche Verlagsgesellschaft mbH & Co. KG (Berlin).

Tebartz van Elst, Ludger/Richter, Harald/Philipsen, Alexandra (2013). *Autismus-Spektrum-Störungen und Borderline-Persönlichkeitsstörung*, in: Autismus-Spektrum-Störungen im Erwachsenenalter und andere hochfunktionale Autismus-Spektrum-Störungen, 1. Aufl., 2013, S. 223-228. MWV – Medizinisch Wissenschaftliche Verlagsgesellschaft mbH & Co. KG (Berlin).

Theunissen, Georg. (2017). *Autismus und herausforderndes Verhalten: Praxisleitfaden Positive Verhaltensunterstützung* (1. Auflage). Lambertus (Freiburg im Breisgau).

Waizbard-Bartov, Einat/Deborah Fein/Catherine Lord/David G. Amaral (2023). *Autism severity and its relationship to disability*, in: Autism Research, Bd. 16, Nr. 4, 14.02.2023, S. 685–696. DOI: 10.1002/aur.2898

Wolf, Christian (2021). *Was ist wirklich die Ursache von Autismus?* https://www.welt.de/wissenschaft/plus218928092/Was-ist-wirklich-die-Ursache-von-Autismus.html [Abgerufen am 02.08.2024]

World Health Organization [Hrsg.] (2024). *ICD-11 for Mortality and Morbidity Statistics.* https://icd.who.int/browse/2024-01/mms/en#437815624 [Abgerufen am 03.08.2024]

World Health Organization [Hrsg.] (2024b). *ICD-11 for Mortality and Morbidity Statistics* https://icd.who.int/browse/2024-01/mms/en#2006821354 [Abgerufen am 03.08.2024]

Yenkoyan, Konstantin/Meri Mkhitaryan/Geir Bjørklund (2024). *Environmental Risk factors in Autism Spectrum Disorder: A Narrative review*, in: Current Medicinal Chemistry, Bd. 31, Nr. 17, 01.05.2024, S. 2345–2360. DOI: 10.2174/01092986732 52471231121045529

Über die Autoren

Tom Harrendorf ist mehrfach diagnostizierter Autist, langjähriger Gruppenleiter in der Selbsthilfe, erfolgreicher Coach und Gründer von AutismusSpektrum.info. Außerdem betreibt er den aktuell erfolgreichsten YouTube-Kanal zum Thema Autismus im deutschsprachigen Raum.

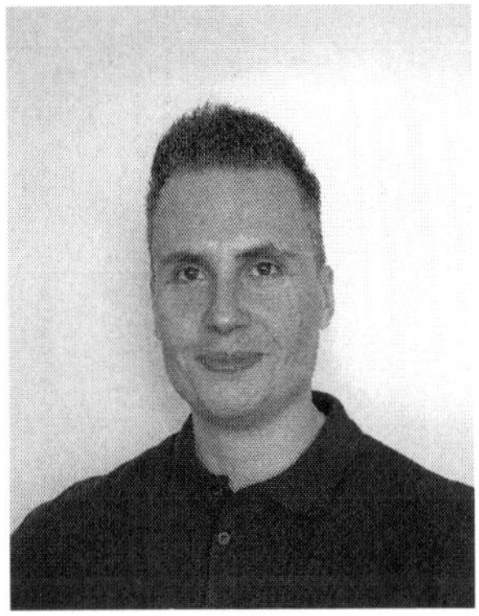

Melanie Matzies-Köhler, geboren 1972 in West-Berlin, studierte Psychologie an der Freien Universität Berlin. Sie spezialisierte sich bereits im Hauptstudium auf das Thema Autismus, da sie den damals in den Medien bekannten Autisten Birger Sellin (Autor des Buches „Ich will kein inmich mehr sein") in einem Assistenz-Team betreute. Im Anschluss an ihr Studium machte sich Melanie Matzies-Köhler im Bereich Autismus selbstständig und arbeitet seither seit circa 25 Jahren als Fachberaterin für Autismus. Sie ist zudem Autorin mit autistischen Co-Autorinnen wie Gee Vero und Nicole Schuster, gibt Fortbildungen und ist auf YouTube aktiv („Rundum Autismus. Ein Brückenkanal").

Melanie Matzies-Köhler lebt mit ihrer jüngeren Tochter in Brandenburg.

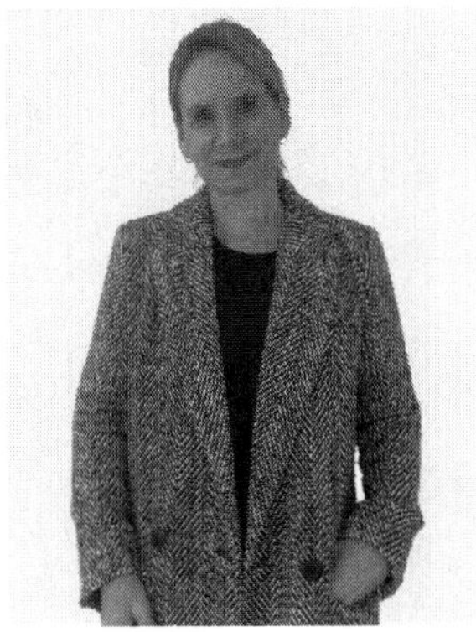

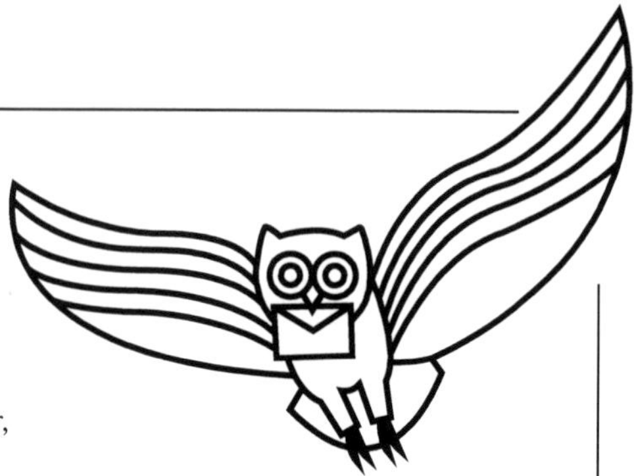

Liebe Leserin, lieber Leser,

hat Ihnen dieses Buch gefallen?
Ihr Feedback, Ihre Anregungen und Ihre Kritik bedeuten uns viel, denn sie helfen uns, unsere Bücher kontinuierlich zu verbessern.

Die Meinung und Zufriedenheit unserer geschätzten Leserinnen und Leser stehen im Mittelpunkt unseres Schaffens. Ihre Gedanken sind uns wichtig.

Zögern Sie daher nicht, uns zu kontaktieren und Ihre Gedanken mit uns zu teilen. Senden Sie uns einfach eine E-Mail an:
feedback@eulogiaverlag.de

Besuchen Sie auch gern unsere Verlagsseite und entdecken Sie weitere spannende Bücher unter:
www.eulogiaverlag.de

Wir sind gespannt auf Ihre Nachricht und freuen uns darauf, von Ihnen zu hören!

Herzlichst
Ihr **Eulogia Verlag**

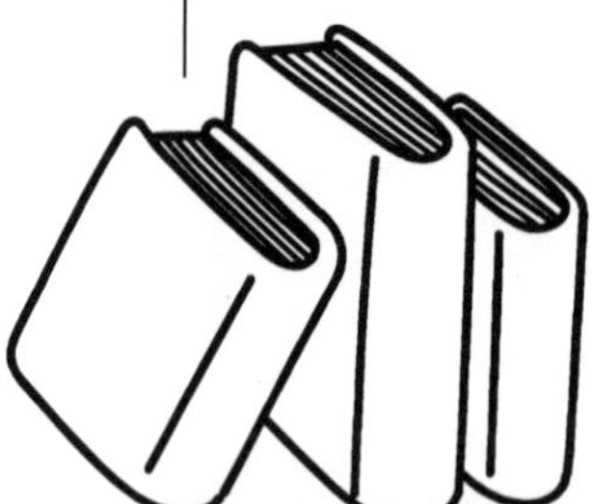